だいわ文庫

買ってはいけないお菓子 買ってもいいお菓子

渡辺雄二

大和書房

はじめに

プラスチックを混ぜるのと同じ？

「食べると幸せな気分になる」「元気が出てくる」「とにかくおいしい」——お菓子を食べる理由は人それぞれだと思います。

ただし、その一方で「添加物が多いので心配」「糖分のとりすぎになるのでは？」といった不安を抱いている人も少なくないでしょう。なかには、お菓子を食べたら「胃がもたれた」「おなかをこわした」という人もいるかもしれませんね。

菓子パンやケーキ、和菓子、チョコレート、ガム、アイスクリーム、スナック菓子などには、実に多くの食品添加物が使われています。機械で大量に生産するためには、どうしても多くの添加物が必要だからです。それらが体にどんな影響をおよぼすのか、心配されるのです。

たとえば、タール色素。これは、赤色102号や黄色4号などのように色と番号で表されている色素です。菓子パン、チョコレート、あめ、ゼリービーンズ、つまみなどの着色に使われています。「見たことある」という人も多いと思います。

しかし、タール色素はもともと食品のために開発されたものではありません。染料として、織物やプラスチックなどを染色するために開発されたのです。それがいつの間にか食品にも使われるようになってしまったのです。

この色素の特徴は、いつまでたっても分解されず、色落ちしないことです。自然界にまったく存在しない化学合成物質であるため、微生物や紫外線などによって分解されることがないからです。

また、一度体内に入ると、やはり分解されることなく「異物」となって体中をグルグルめぐります。そして、肝臓や腎臓などの臓器、さらに細胞の遺伝子に障害をもたらす可能性があるのです。

実際、動物実験で発がん性が認められたタール色素がいくつもあります。現在使用が認められている12品目のなかにも、今後禁止されるものがあるかもしれません。

自然界に存在せず、環境中でも体内でも分解されないという点では、タール色素はプラスチックと同じです。したがって、これらを食品に混ぜるということは、ある意味では、プラスチックを混ぜるのと同じことなのです。

むしろプラスチックのほうが、ほとんど吸収されないため、まだ安全といえます。おそらく「そんなものは食べたくない」とほとんどの人が思うでしょう。それが自然な感情であり、多分正しいことなのです。

添加物の微妙な影響は動物ではわからない

同様に自然界にまったく存在しない化学合成物質で、添加物として使用されているものは、ほかにもたくさんあります。

最近、パンやプリン、ゼリー、ヨーグルトなどにゼロカロリー甘味料として使われている合成甘味料のスクラロースやアセスルファムK。これらがそうであり、動物実験の結果では、脾臓《ひぞう》や肝臓などにダメージをあたえる可能性があります。しかも、スクラロースは脳に、アセスルファムKは胎児に移行することがわかっています。

タール色素やスクラロースのように化学合成された添加物を合成添加物といいます。2011年10月現在で、なんと421品目もあります。それらのなかには危険性のあるものが少なくありません。とくに発色剤、漂白剤、保存料などは、毒性が強かったり、がんをおこす可能性があるなど、非常に問題があります。

したがって、これらはできるだけとらないほうが賢明です。本書では、そうした添加物をふくむお菓子を「買ってはいけない」としてとり上げています。

厚生労働省は、現在使用が認められている合成添加物について、「安全性に問題はない」といっています。ところが、それらの安全性は、実は人間で調べられたものではありません。すべてネズミなどを使った動物実験によって安全性が調べられ、「人間に使っても大丈夫だろう」という推定のもとで認められているにすぎないのです。

しかし、動物実験では、私たち人間が添加物から受ける微妙な影響はわかりません。たとえば、胃が重苦しくなったり、張ったような感じになったり、ピリピリと痛んだり、気持ちが悪くなったり……こうした胃部不快感は、動物では確かめようがありません。下腹の鈍痛や下痢なども同様です。

さらに、歯茎や舌、口内粘膜に対する強い刺激感もわかりません。動物実験でわかるのは、中毒や死亡、発がん、臓器の異常、体重減少など、かなりはっきりした症状だけなのです。

複数の添加物の影響は調べられていない

また、人間が受けるそうした微妙な影響は、添加物が複数使われていたときに現れやすいと考えられます。いろいろな添加物の刺激を、胃や腸などの粘膜が受けることになるからです。

ところが、動物実験では、複数の添加物をあたえる実験はまったくといっていいほど行なわれていません。一品目をあたえて、その毒性を調べているだけなのです。つまり、複数の添加物の影響についてはまったくといっていいほどわかっていないのです。

しかし実際の食品、とりわけお菓子には何品目、あるいは何十品目もの添加物が使われています。それらを食べてどうなるのか、まさに私たちが実験台になっているのです。結局、市販のお菓子を食べて、胃部不快感におちいったり、下腹に鈍痛を感じたり、下痢をしたときは、自分の判断で食べるのをやめるしかないのです。

なお、合成添加物のなかには、ビタミンCやビタミンE、ソルビット（果物などにふくまれる糖アルコール）などのように、自然界に存在する物質をまねて化学合成されたものもあります。それらはもともと食品中にふくまれているものが多く、安全性にほとんど問題はありません。したがって、それらの添加物を1～2品目程度使ったお菓子については「安全」といえるので、本書では「買ってもいい」としてとり上げています。

このほか、添加物には、植物や海藻、昆虫、細菌、鉱物などから、色素や粘性物質などの特定成分を抽出したもの、すなわち天然添加物があります。これら天然添加物についても、動物を使って調べられているだけです。しかも、まったく調べられていないものもたくさんあります。また、複数の添加物の影響を調べた実験はありません。

天然添加物は、自然界にあるということもあって、これまでの実験では、合成添加物に比べて全般的に毒性が低いことがわかっています。ただし、なかには「アカネ色素」のように危険なものもあります。これはハムやソーセージに使われていたのですが、新たな動物実験で発がん性が認められたため、2004年7月に禁止されました。したがって、天然添加物についても、十分な注意を払っていかなければならないのです。


ちなみに、本書を執筆するにあたって、食品メーカーの話を数多く聞きましたが、家田製菓という駄菓子メーカーでは、「自分たちの子どもにも安心して食べさせられる製品作りをするため、タール色素や保存料は使っていない」とはっきりいっていました。

これが食品企業の本来の姿ではないでしょうか。

しかし、そうではない企業、すなわち利益を上げるために、自分たちが食べられないような製品を平気で作って売っている企業がとても多いのです。

したがって、私たち消費者は、自分の健康を守るために自分で製品を選ばなくてはならないのです。本書が、そのお役にたてれば幸いです。

買ってはいけないお菓子　買ってもいいお菓子●目次

第2章 買ってはいけないと買ってもいいの中間

第3章 買ってもいいお菓子

第4章 おいしくて安全なお菓子を食べるために

買ってはいけない

・発がん性のある添加物を使った製品
・自然界に存在せず、体に害をもたらす可能性のある合成添加物を使った製品
・毒性が強く、体に害をもたらす可能性のある添加物を使った製品
・添加物の数がひじょうに多く、しかも安全性の不確かな添加物をふくむ製品
・あまりにも不自然で人工的なにおいや味がして、体に悪影響をもたらすと考えられる製品
・消費者をあざむくような（あるいは紛らわしい）表示をしている製品

買ってもいい

・添加物を使っていない製品
・添加物の具体名が表示され、それの安全性が高い製品

買ってはいけないと買ってもいいの中間

・本文を読んで、「いけない」か「いい」か、ご自分で判断してみてください

なお本書に出てくる実験データは、主に『第7版 食品添加物公定書解説書』（廣川書店）、『既存天然添加物の安全性評価に関する調査研究』（日本食品添加物協会）などを参考にしています。

第1章

買ってはいけないお菓子

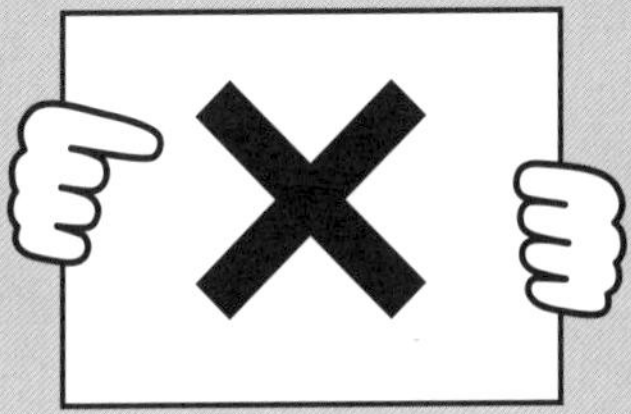

ランチパック

発がん物質を使う企業姿勢に疑問

●山崎製パン

手軽に朝食や昼食がとれるということで人気のランチパック。しかし、私は絶対に食べません。**発がん性のある化学物質が添加されているからです。**

袋に「このパンには品質改善と風味の向上のため臭素酸カリウムを使用しております」と表示されていますが、この臭素酸K（カリウム）こそ発がん性物質です。ネズミを使った実験で、腎臓に腫瘍を、腹膜にがんを発生させることがわかっています。

これに対し、山崎製パンでは「添加する臭素酸Kは微量であり、パンを焼成される過程で分解されてしまうので、安全性に問題はない」といっています。これを厚生労働省も認めていて、販売を許しているのです。

でも、本当にすべて分解されるのでしょうか。同社では、これまでパンを調べて、残留する量が0・5ppb以下（ppbは10億分の1を表す濃度の単位）であることを確認したといいます。これは確かにごく微量です。しかし、毎日生産するパンをすべてチェックできるわけではありません。機械の調子や焼成加減で、臭素酸Kがもっと残ってしまうかもしれません。

そもそも発がん性のある化学物質を、あえてパンに使うという企業姿勢が問題です。パン生地を粘り強くし、弾力性のあるきめの細かいパンを作るためといいますが、消費者を危険にさらしてもよいのでしょうか。ちなみに臭素酸Kを使っているのは大手では山崎製パンだけで、角型食パンの【超芳醇　特撰】【芳醇】【サンロイヤル　エクセレント】【レーズン好きのレーズンブレッド】などにも使われています。

菓子パン・惣菜パン

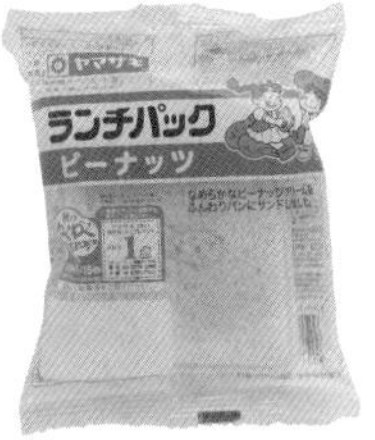

★食品原料 小麦粉、ピーナッツフラワーペースト、糖類、マーガリン、パン酵母、食塩、脱脂粉乳

★添加物 臭素酸カリウム、乳化剤、酢酸Na、香料、増粘多糖類、イーストフード、酸味料、V.C

★アレルギー表示 原材料の一部に乳成分、小麦、落花生、大豆を含む

★成分（1個あたり）エネルギー163kcal、たんぱく質4.0g、脂質6.8g、炭水化物21.4g、ナトリウム140mg

五彩あんぱん5個入
あんぱんならOK……とはいかない

●パスコ（敷島製パン）

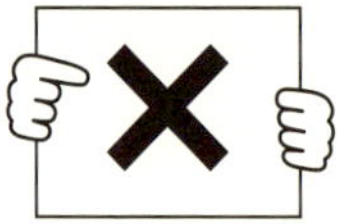

いろんなあんの味が楽しめる一方で、毒性のある漂白剤の亜硫酸塩が使われています。なお「けしの実」は、よくふつうのあんパンに使われているものです。麻薬成分はふくまれていませんので、どうぞご安心を！

亜硫酸塩は簡略名で、実際には亜硫酸Na（ナトリウム）、次亜硫酸Na、ピロ亜硫酸K、ピロ亜硫酸Na、二酸化硫黄のいずれかです。しかし、いずれも胃や腸の粘膜を刺激しやすく、また、ビタミンB_1の欠乏をひきおこして成長を悪くする心配があります。胃が敏感な人は、重苦しくなったり、張った感じになる心配があります。

ほかにも、安全性の疑わしい添加物が入っています。酸化防止剤のＥＤＴＡ－Ca－Naの場合、これを１・５％ふくむえさをラット（実験用白ネズミ）に４ヵ月間食べさせた実験では、体重の増え方が悪くなりました。

菓子パン・惣菜パン

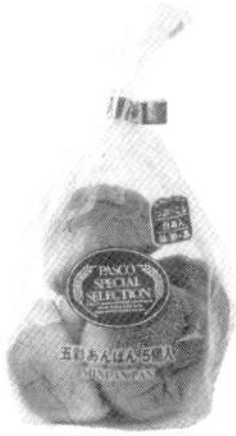

★食品原料 小麦粉、つぶあん、こしあん、白あん、抹茶入り白あん、栗入り白あん、糖類、卵、加工油脂、パン酵母、小麦たんぱく、白ごま、黒ごま、けしの実、脱脂粉乳、食塩

★添加物 乳化剤、酸化防止剤(ビタミンC、EDTA-Ca-Na)、漂白剤(亜硫酸塩)、クチナシ色素、香料

★アレルギー表示 原材料の一部に大豆を含む

★成分 表示なし

また、乳化剤は水と油など混じりにくい液体を混じりやすくするもので、合成が9品目ありますが、そのうちの5品目は問題があります。**とくに2品目の乳化剤については、動物実験で発がん性の疑いがもたれています。しかし「乳化剤」としか表示されないので、何が使われているのかわかりません。**

それからクチナシ色素。青色素、赤色素、黄色素がありますが、黄色素の場合、ラットに体重1kgあたり0・8～5g投与した実験で、下痢をおこし、肝臓から出血して肝細胞の変性と壊死が見られました。ただし、どの色素が使われていても「クチナシ色素」としか表示されないのです。

クリームパン
保存料を使わないでほしい

●第一屋製パン

「クリームとパンが混じり合う食感が好き」という人も多いと思います。しかし、使用添加物が多く、とりわけ保存料のソルビン酸が問題です。

ソルビン酸は、フラワーペースト（クリーム）の保存性向上に使われています。しかし、ソルビン酸を落花生油または水に溶かしてラットに皮下注射した実験で、注射部位にがんが発生しました。また、ソルビン酸を1および2％ふくむえさをラットに80日間食べさせた実験で、肝臓が肥大しました。

さらに、マウス（ハツカネズミ）に体重1kgあたり0・04gを毎日17ヵ月間投与した実験では、体重の増え方が減り、肝臓や腎臓、精巣が小さくなりました。

なお、ソルビン酸を使っていないクリームパンも売られています。

ほかの添加物をチェックしますと、ソルビトール（ソルビット）は、もともと果実や海藻などにふくまれる甘味成分で、デンプンや麦芽糖などから作られているものです。グリシンはアミノ酸の一種。**増粘多糖類は、樹液や海藻、細菌などから抽出した粘性のある多糖類です。30品目ほどありますが、なかには安全性の疑わしいものもあります。**

カロチノイドは植物にふくまれるだいだい色の色素で、これまで問題になったことはありません。イーストフードはパン酵母（イースト）に混ぜられるもので、機械でもパンをふっくら焼くことができますが、パサパサしたパンになってしまいます。

ちなみにフラワーペーストとは、小麦粉に油脂や卵などを加えてのり状にしたものです。サワードウは、乳酸菌と酵母を主体に培養した伝統的なパン種で、乳酸菌が乳酸を作り出すため、パンに独特の酸味と風味を出すことができます。

菓子パン・惣菜パン

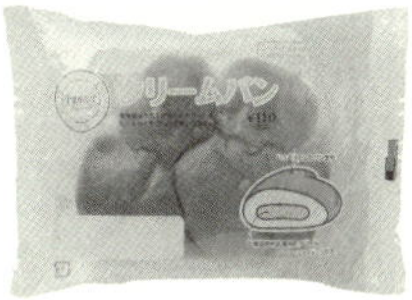

★食品原料 フラワーペースト、小麦粉、砂糖、マーガリン、卵、パン酵母、ぶどう糖、食塩、植物油脂、ショートニング、脱脂粉乳、乳糖、大豆粉、植物性たん白、サワードウパウダー

★添加物 ソルビトール、加工デンプン、乳化剤、グリシン、香料、糊料（増粘多糖類）、保存料（ソルビン酸）、着色料（カロチノイド、ビタミンB_2）、イーストフード、pH 調整剤、ビタミンC

★成分（1包装あたり）エネルギー325kcal、たんぱく質5.9g、脂質14.2g、炭水化物43.4g、ナトリウム290mg

うぐいすぱん

今どきタール色素が入ったパンは不要

●山崎製パン

うぐいすぱんは、小豆のあんぱんとは違う独特の味わいがあります。しかし、この製品はおすすめできません。なぜなら、合成着色料でタール色素の黄4（黄色4号）と青1（青色1号）が使われているからです。タール色素は、19世紀の中ごろにドイツで初めて化学合成されて、染料として使われるようになりました。コールタールを原料に作られたため、「タール色素」という名前がつけられたのです。

タール色素は、環境中で分解されません。そのため、いつまでも色落ちしないので、さまざまな織物などに使われました。さらに「これで食品に色をつけたら、きれいで売れるだろう」ということで、食品にも添加されるようになったのです。

しかし、その化学構造から、発がん性や催奇《さいき》形性《けいせい》（胎児に障害をもたらす毒性）の疑いのあるものが多いのです。実際、一度は添加物として使用が認められながらも、その

菓子パン・惣菜パン

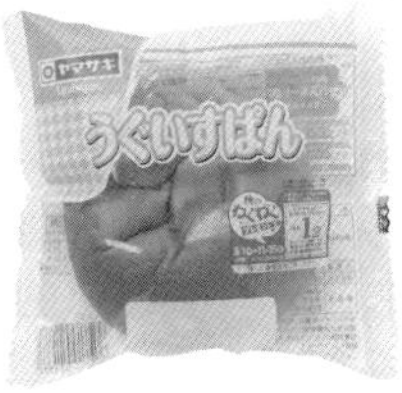

★食品原料 うぐいすあん、小麦粉、糖類、マーガリン、植物油脂、卵、脱脂粉乳、パン酵母、牛乳、食塩、ナチュラルチーズ、たんぱく質濃縮ホエイパウダー、還元水あめ

★添加物 ソルビット、乳化剤、加工デンプン、着色料（黄4、青1）、イーストフード、糊料（アルギン酸エステル）、香料、V.C、酸化防止剤（V.E）

★アレルギー表示 原材料の一部に乳成分、卵、小麦、大豆を含む

★成分（1個あたり）エネルギー322kcal、たんぱく質8.9g、脂質3.7g、炭水化物63.3g、ナトリウム173mg

後発がん性があるなどの理由で使用禁止になったものが、赤色1号、黄色3号、紫色1号など全部で18品目もあります。現在、添加物として使用が認められているタール色素は、黄4、青1など12品目ありますが、今後使用禁止になる可能性もあります。

なお、**黄4は人間に蕁麻《じんま》疹《しん》をおこすことが知られ、皮膚科の医師のあいだでは要注意物質としてあげられています。**また、青1の場合、2％または3％ふくむ液1mlを94〜99週にわたってラットに皮下注射した実験で、76％以上にがんが発生しました。

糊料のアルギン酸エステルは、正しくはアルギン酸プロピレングリコールといいます。プロピレングリコールは自然界にない化学合成物質で、安全性にやや問題があります。

ポークウインナー

ウインナーを抜いて食べられるか?

●フジパン

「ホットドッグが好き」という人は多いと思います。ただ、残念ながらすすめられません。ウインナーに危険性の高い添加物が使われているからです。

ウインナーには、ふつう肉が黒ずむのを防ぐために発色剤の亜硝酸Naが添加されます。しかし、亜硝酸Naは急性毒性が強く、これまでの中毒例からヒト推定致死量は0・18～2・5gとされています。猛毒として知られる青酸カリ（シアン化カリウム）の致死量が0・15gですから、それとほとんど変わらないことになります。

したがって、一定量を超えて添加すると中毒をおこすため、添加量が厳しく制限されています。しかし、こんな毒性の強いものを食品に混ぜること自体が問題です。

さらに、亜硝酸Naは肉に多くふくまれるアミンという物質と結合して、ニトロソアミン類という発がん物質に変化することがあります。

菓子パン・惣菜パン

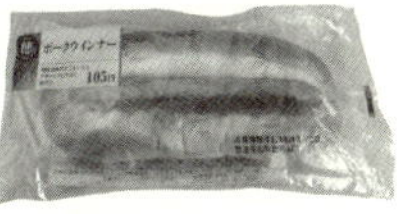

★食品原料 小麦粉、ウインナーソーセージ（豚肉、豚脂肪、その他）、タマネギ入りケチャップ、チーズ入り半固体状ドレッシング、砂糖、卵、マーガリン、加工油脂、ブドウ糖、パン酵母、乳等を主要原料とする食品、食塩

★添加物 増粘剤（加工デンプン、増粘多糖類）、pH調整剤、乳化剤、調味料（アミノ酸）、リン酸塩（Na）、イーストフード、香料、酸化防止剤（V.C）、発色剤（亜硝酸Na）、V.C

★アレルギー表示 材料の一部に大豆、りんごを含む

★成分（1包装あたり）エネルギー341kcal、たんぱく質7.8g、脂質19.0g、炭水化物34.6g、ナトリウム657mg

ニトロソアミン類の発がん性は非常に強く、その一つのN－ニトロソジメチルアミンは、わずか0・0001〜0・0005％をふくむえさや水をラットに長期間あたえた実験で、肝臓や腎臓にがんを発生させました。

ニトロソアミン類は、胃のなかでできやすいことがわかっています。また、食肉製品から検出されることもあります。したがって、**ウインナーは避けたほうがよい**のです。ただ、ウインナーを抜いたら、それはもうホットドッグではありませんが。

この製品には亜硝酸Naのほかにも、pH調整剤や乳化剤、調味料など数多くの添加物が使われているので、胃が敏感な人は、胃部不快感に襲われる心配があります。

厚切りハムカツパン

大量の添加物に酸化した油まで

●伊藤製パン

ソースのついたハムカツをはさんだパンにかぶりつく。何ともおいしそうですね。しかし、ウインナーと同様にハムにも発色剤の亜硝酸Naが使われています。また、油で揚げてあるため、有害な過酸化脂質ができています。

それにしても、すごい添加物の数です。パンを製造する際にイーストフードやビタミンCなどが使われ、さらにハムやソースに多くの添加物が使われているからです。

最も問題なのは、やはり亜硝酸Naです。急性毒性が強いうえに、肉にふくまれるアミンと結合して、発がん性のあるニトロソアミン類に変化する可能性があるからです。

pH調整剤は酸性度やアルカリ度を調整するもので、アジピン酸や乳酸、クエン酸など30品目以上あり、保存の目的でも使われています。いずれも毒性はそれほど強くありませんが、何品目も一度に使われると、口内や胃の粘膜を刺激することがあります。

菓子パン・惣菜パン

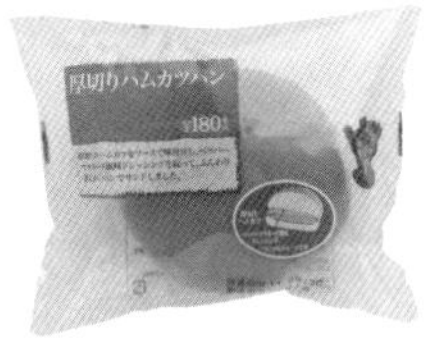

★食品原料 ハムカツ、小麦粉、濃厚ソース、加工油脂、半固体状ドレッシング（黒こしょうマヨネーズ風）、砂糖、ショートニング、卵、パン酵母、食塩、脱脂粉乳

★添加物 乳化剤、pH調整剤、ソルビトール、増粘剤（加工でん粉、増粘多糖類、アルギン酸エステル）、着色料（カラメル、コチニール）、リン酸塩（Na）、調味料（アミノ酸等）、酢酸Na、酸化防止剤（V.C）、イーストフード、カゼインNa、発色剤（亜硝酸Na）、V.C、香辛料抽出物

★アレルギー表示 原材料の一部に小麦、卵、乳、大豆、豚肉、りんごを含む

★成分（1個あたり）エネルギー371kcal、たんぱく質12.4g、脂質19.6g、炭水化物36.2g、ナトリウム1.1g（食塩相当量2.8g）

それから、着色料のコチニールは、エンジ虫から抽出されただいだい色の色素です。コチニール色素を3％ふくむえさをラットに13週間食べさせた実験では、中性脂肪やコレステロールの増加が見られました。

ハムカツはハムに衣をつけて油で揚げたものですが、油は加熱によって酸化して過酸化脂質ができてしまいます。また、ハムカツパンの多くは透明な袋に入っているので、光の影響でさらに過酸化脂質ができやすくなります。過酸化脂質は有害で、ネズミに一定量を摂取させると死んでしまいます。人間が死んだという話は聞きませんが、人によっては胃もたれや下痢をおこすことがあるので、胃や腸が敏感な人は要注意です。

川越達也のきのこシチューパン

パンはイケてない

●パスコ（敷島製パン）

イケメンシェフの川越達也さんがプロデュースした惣菜パンです。しかし、**その添加物の多さに驚かされます。**ホワイトソースやベーコンなどにさまざまな添加物が使われているので、こんなに多くなってしまうのです。これだけ多いと、胃や腸の粘膜がそうとう刺激されると思います。さらに、発色剤の亜硝酸Naも使われています。

加工デンプンは、でん粉に酢酸やリン酸などを結合させるなどの加工を施したもので、酢酸デンプン、リン酸化デンプンなど全部で11品目あります。内閣府の食品安全委員会は11品目について、「添加物として適切に使用される場合、安全性に懸念がないと考えられる」という見解を示しています。しかし、発がん性や生殖毒性などに関して試験データのない品目も多く、安全性が十分に確認されていない状態です。

増粘多糖類は、樹木、海藻、細菌などから抽出された粘性のある多糖類です。なかに

菓子パン・惣菜パン

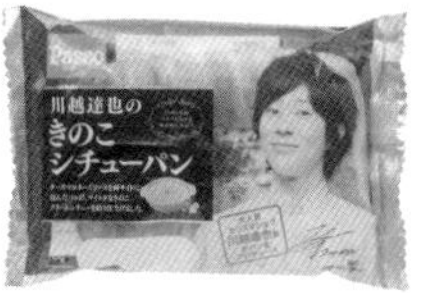

★食品原料 小麦粉、シチューフィリング（ホワイトソース、たまねぎ、しめじ、マッシュルーム、砂糖、でんぷん、ベーコン、食塩、加糖全脂粉乳、調味酢、香辛料）、ファットスプレッド、チーズ入りマヨネーズタイプソース、砂糖、マーガリン、脱脂粉乳、パン酵母、油脂加工品（植物油脂、卵、醸造酢、チーズ、砂糖、チーズフード、食塩、乳加工品、でんぷん、酵母エキス）、卵、食塩、パセリ、加工油脂

★添加物 増粘剤（加工デンプン、増粘多糖類）、調味料（アミノ酸等）、乳化剤、酒精、香料、酢酸Na、イーストフード、pH調整剤、保存料（しらこ）、着色料（カロチン）、リン酸塩（Na）、酸化防止剤（ビタミンE、ビタミンC）、ビタミンC、発色剤（亜硝酸Na）

★アレルギー表示 原材料の一部に卵、小麦、乳成分、大豆、豚、りんごを含む

★成分（1個あたり）エネルギー348kcal、たんぱく質6.4g、脂質20.6g、炭水化物34.2g、ナトリウム467mg（食塩相当量1.2g）

は安全性の疑わしいものもありますが、具体名が表示されないので、何が使われているのかわかりません。リン酸塩（Na）は、ピロリン酸四NaおよびポリリンNaのことです。ピロリン酸四Naを1％ふくむえさを長期間あたえた動物実験では、腎石灰症が認められました。

それから保存料のしらこは、カツオやニシンなどの精巣（しらこ）の核酸やアルカリ性たんぱく質を分解してえられたものです。正式名は「しらこたん白抽出物」で、別名プロタミン。しらこたん白抽出物を0・625〜5・0％ふくむえさをラットに13週間食べさせた実験では、白血球や肝重量の減少、肝細胞の委縮などが認められました。

白い食卓ロール

パンに合成甘味料を入れる理由は何か

●パスコ（敷島製パン）

「余計なものは使わない」と、食パン【超熟】の宣伝をしているパスコですが、この製品には余計なものを添加しています。合成甘味料の「スクラロース」です。スクラロースはノンカロリー甘味料として、清涼飲料水やゼリー、水ようかんなど糖分の多いものに使われています。どうしてパンにわざわざ使っているのか、意図がわかりません。

スクラロースは１９９９年に認可された新しい添加物で、砂糖の約６００倍の甘味があります。ちなみに、有機塩素化合物の一種です。

「それって、聞いたことがある」という人もいると思います。実は猛毒のダイオキシンや使用禁止になった農薬のＤＤＴも、有機塩素化合物の一種なのです。もちろん同じ有機塩素化合物でも、それぞれ毒性は違うのですが、体に好ましくないものであることは間違いありません。

菓子パン・惣菜パン

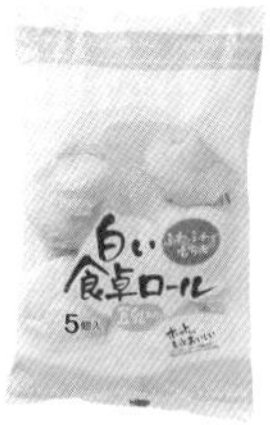

★**食品原料** 小麦粉、糖類、マーガリン、パン酵母、加工油脂、豆乳、乳等を主要原料とする食品、卵、バター、米粉、醸造酢、食塩

★**添加物** 加工デンプン、増粘剤（アルギン酸エステル）、香料、ビタミンC、甘味料（スクラロース）

★**アレルギー表示** 原材料の一部に卵、小麦、乳成分、大豆を含む

★**成分**（1個あたり）エネルギー109kcal、たんぱく質3.1g、脂質2.6g、炭水化物18.2g、ナトリウム115mg（食塩相当量0.3g）

スクラロースは、自然界にまったく存在しない化学合成物質であり、体内で消化・分解されません。そのため「異物」となって、体内をグルグルめぐります。そして、臓器にダメージをもたらす可能性があるのです。

スクラロースを5％ふくむえさをラットに食べさせた実験では、脾臓と胸腺のリンパ組織に萎縮が見られました。さらに、妊娠したウサギに体重1kgあたり0・7gのスクラロースを経口投与した実験では、一部に死亡例や流産が認められました。ラットの実験では、脳にまで入り込むことがわかっています。こうした化学合成物質は、体内にとりこまないほうが賢明です。

マカロン

人気菓子の天地を分けるタール色素

●ふたば茶亭

女性に人気のあるフランス菓子のマカロン。各メーカーからいろいろな製品が出ています。「カラフルな色と、サクッとした食感が好き」という人も多いと思います。しかし、鮮やかな色をつけるためにタール色素が使われているのです。写真の製品はブルーベリーのマカロンで、赤色40号（赤40）と青色２号（青２）を使用。

赤色40号は、１９９１年に使用が認められた添加物で、５・19％ふくむえさをビーグル犬に52週間食べさせた実験では、腎臓の糸球体に高い割合で異常が認められました。

また、アメリカで発がん性が認められて使用が禁止された赤色２号（赤２）と、化学構造が類似しているため、今後発がん性が認められる可能性もあります。

一方、青色２号のほうは、２・５mgを１％水溶液としてマウスに週１回１０４週間注射した実験で、多くが注射後にけいれんをおこして死んでしまいました。また、20mgを

2％水溶液としてラット80匹に週に1回、2年間注射した実験では、14匹に肉腫（臓器や組織の内部のがん）が発生し、転移したケースもありました。

このほか、**マカロンは製品によっては、赤2、赤色102号（赤102）、黄4、青1など様々なタール色素が使われています。**

実は以前、スターバックスで売られていた「ラズベリーマカロン」には、赤2が使われていたのです。私は、そのことを「週刊金曜日 2009年1月23日号」でとり上げ、赤2の危険性を指摘しました。その後、赤2は使われなくなりました。

なお、メーカーによっては、タール色素を使っていないマカロンもあります。

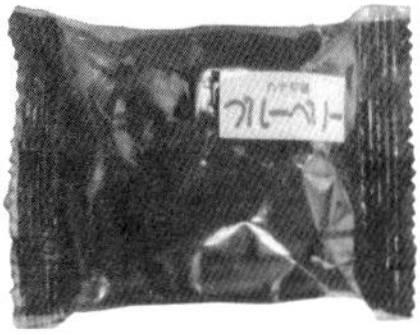

★食品原料 アーモンド、砂糖、卵、バター、ブルーベリー

★添加物 赤色40号、青色2号

★成分 表示なし

フルーツタルト

漂白剤や保存料が使われている

●名月製菓

タルトといっても全部ではなく、「いけない」のは一部の製品です。なぜなら、漂白剤の次亜硫酸Naや保存料のソルビン酸が使われているからです。

写真の製品は、アプリコットのタルトで、中心のあんずに次亜硫酸Naが使われています。次亜硫酸Naは、動物実験の結果から、ビタミンB_1の欠乏をひきおこし、体の成長を悪くすることがわかっています。また、胃や腸を刺激して粘膜を荒らしたり、下痢をおこす心配もあります。したがって、胃が敏感な人の場合、胃が重苦しくなったり、シクシク痛んだり、張った感じになる心配があるのです。

ふっくらさせるための膨張剤は、全部で40品目ほどあります。炭酸水素ナトリウム（重曹）や炭酸水素アンモニウムなどがよく使われています。加熱すると炭酸ガスなどが発生して生地を膨張させるのです。ただし、口に違和感を覚えることがあります。

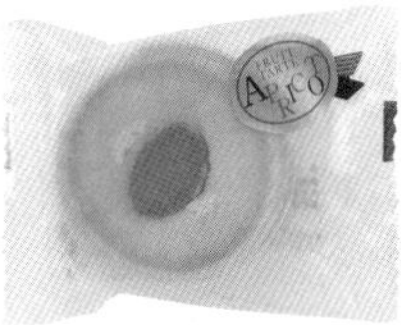

★食品原料 小麦粉、マーガリン、あんずシロップ漬け（あんず、砂糖、還元水飴）、砂糖、卵、アーモンドパウダー、麦芽糖、水飴、乳糖を主要原料とする食品、食塩

★添加物 増粘剤（加工でん粉）、乳化剤（大豆由来）、香料、膨張剤、酸味料、着色料（クチナシ、ラック、カロテン）、漂白剤（次亜硫酸Na）

★成分 表示なし

酸味料は文字どおり、酸味を出すために添加されます。アジピン酸やコハク酸、乳酸など25品目程度あって、毒性の強いものは見当たりません。ただし、添加される量や組み合わせによっては、口や胃などの粘膜を刺激することがあります。

「着色料のラックって何？」と疑問に感じている人もいるでしょう。ラックとは、東南アジアに生息するラックカイガラムシが分泌する樹脂状物質から抽出してえられた赤色の色素です。**ラック色素を混ぜたえさをラットに食べさせた実験では、耳下腺の肥大と腎臓における石灰沈着が認められました。**

なお、名月製菓が製造するプラムのタルトにはソルビン酸が使われています。

とろけるダブルシュークリーム

大量の添加物に胃もビックリ

●山崎製パン

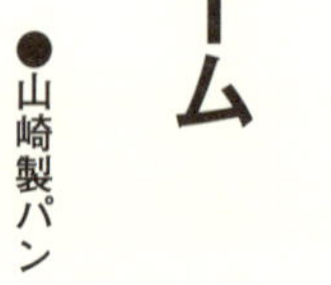

この製品はあるコンビニで売られていたものですが、添加物がやたらに多いことに気づくと思います。なかのクリームを作るのに乳化剤や香料など多くの添加物を必要とし、また皮を作るのにも膨張剤などを必要とするためです。したがって、胃や腸が敏感な人は、胃部不快感を覚えたり、下痢をおこす心配があります。

グリシンはアミノ酸の一種。なので、安全性は高いはずなのですが、なぜか白色レグホン（鶏）に1日4g以上のグリシンを経口投与すると、中毒症状をおこして、極度の疲弊、昏睡、死亡が見られました。また、モルモットに経口投与した実験では、中毒症状をおこし、呼吸筋が麻痺して死亡しました。人間の場合、こうした障害は現れていないようですが、多少不安が残ります。

カゼインNaは、牛乳に多くふくまれるたんぱく質のカゼインに、ナトリウムを結合させたもので、大量に添加されない限り、安全性に問題はありません。

リン酸塩（K、Na）は、メタリン酸Kおよびピロリン酸四Naのことです。ピロリン酸四Naを1％ふくむえさを長期間あたえた動物実験では、腎石灰症が認められました。メタリン酸Kも腎臓に影響するという実験データがあります。また、**リン酸を多くとっているとカルシウムの吸収が悪くなって、骨がもろくなる**心配があります。

最後の着色料のウコンは、ウコンの根茎から抽出された黄色い色素で、動物実験の結果から発がん性の疑いがもたれています。なお、カレー粉に使われているウコンは、根茎を乾燥させて粉にしたものであり、これとは別物です。

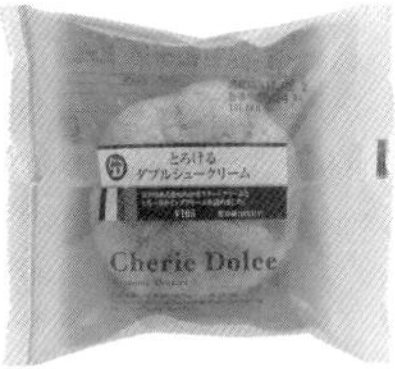

★食品原料 乳等を主要原料とする食品、卵、ファストスプレッド、小麦粉、砂糖、クリーム、粉飴、澱粉、バニラビーンズ

★添加物 グリシン、カゼイン、乳化剤、リン酸塩（K､Na)、膨張剤、カゼインNa、増粘多糖類、香料、pH調整剤、ビタミンC、酵素、調味料（無機塩等）、酸化防止剤（ビタミンE)、着色料(カロチン、ウコン)

★アレルギー表示 原材料の一部に大豆を含む

★成分（1包装あたり）エネルギー214kcal、たんぱく質3.6g、脂質15.1g、炭水化物15.8g、ナトリウム67.1mg

ゼロカロリー　水ようかん　こし

実はゼロカロリーではない

●遠藤製餡

この商品のパッケージには、「健康増進法の栄養成分表示基準で１００ｇあたり熱量が５ｋｃａｌ未満の為、ゼロカロリーと表示しています」と書いてあります。つまり、実はゼロカロリーではなく、５ｋｃａｌ未満なのです。

「そんなのおかしい！」と思う人もいるでしょう。しかし、栄養表示基準では、１００ｇあたり熱量（エネルギー）が５ｋｃａｌ未満の場合、「ゼロカロリー」と表示してよいと定めているので、法律上は問題ないのです。でも、おかしいですよね。

「５ｋｃａｌ未満」を実現させているのは、エリスリトールと合成甘味料のスクラロースとネオテーム、天然甘味料のステビア（後述の【イーマのど飴】参照）です。

エリスリトールは、ぶどう糖を酵母で発酵させて作られています。もともと果実類やきのこ、ワイン、しょう油などにふくまれる甘味成分で、ショ糖（砂糖）の70～80％の

洋菓子・和菓子

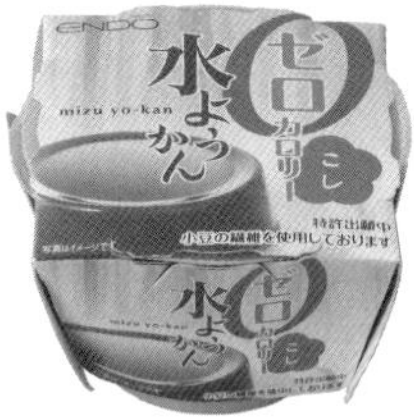

★食品原料 小豆繊維、エリスリトール、寒天

★添加物 セルロース、香料、ゲル化剤（増粘多糖類）、甘味料（スクラロース、ステビア、ネオテーム）

★成分（100gあたり）エネルギー0kcal、たんぱく質0.2g、脂質0.0g、糖質8.3g、（うちエリスリトール8g）、食物繊維2.4g、ナトリウム4.7mg

甘味があり、食品に分類されています。ただし、消化・吸収されにくいため、一度に多くとると下痢をおこすことがあります。腸が敏感な人は注意してください。

ネオテームは2007年に使用が認可された新しい添加物です。合成甘味料のアスパルテーム（【大満足ゼリーdeゼロ】参照）を化学変化させて作ったもので、甘味がなんと砂糖の7000~1万3000倍もあります。しかし、ラットに1日に体重1kgあたり0・05g投与した実験で、腎臓の腺腫（良性の腫瘍）が発生し、**マウスに1日に体重1kgあたり4g投与した実験では、肝細胞の腺腫と肺がんの発生頻度が増加**しました。

つまり、発がん性の疑いがある、といわざるをえないのです。

お好み甘納豆

甘納豆は小豆のみの商品を

●でん六

小豆、えんどう豆、金時豆、白花豆の4種類の甘納豆が入っています。いろんな味が楽しめるのでその点はよいのですが、毒性の強い漂白剤が使われています。

小豆やうぐいす豆は、色が濃いので変色することはありません。ですが、金時豆や白花豆は色が薄いため、黒ずんでしまうことがあります。そうなると、見た目が悪くなって売れ行きが落ちたり、消費者から「黒っぽい」などとクレームがくることもあります。それを避けるために、漂白剤で白くしているのです。

しかし、**漂白剤はすべて毒性が強い**のです。その一つの次亜硫酸Naは、動物実験の結果から、ビタミンB_1の欠乏をひきおこし、体の成長を悪くすることがわかっています。また、胃や腸を刺激して粘膜を荒らしたり、下痢をおこす心配もあります。

したがって、胃が敏感な人が次亜硫酸Naを添加した食品を食べると、胃が重苦しくなったり、シクシク痛んだりする心配があるのです。

また、この製品には重曹（炭酸水素Na）が添加されています。豆を軟らかくしたり、色を安定させるために使われています。しかし、口に違和感を覚えたり、胃が多少刺激されることがあります。

なおソルビットは、でん粉や麦芽糖、ぶどう糖から作られていますが、もともと果実や海藻などにふくまれる成分なので、とりすぎない限り問題ありません。

ちなみに、小豆のみの甘納豆には漂白剤は使われていませんので、甘納豆が好きな人は、そうした製品を買い求めるようにしてください。

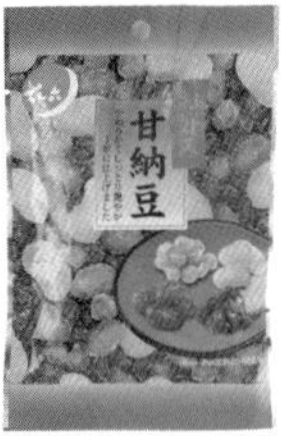

★食品原料 砂糖、白花豆、小豆、還元麦芽糖水飴、金時豆、青えんどう豆

★添加物 ソルビット、重曹、漂白剤（次亜硫酸Na）

★成分（1袋70gあたり）エネルギー224kcal、たんぱく質4.0g、脂質0.4g、炭水化物51.0g、ナトリウム54mg

五家宝

思い出のお菓子よ、お前もか

●柳沢製菓

「子どものとき、よく食べていた」という人も多いと思います。実は私も好きでよく食べていました。餅米を膨らまして水飴などで棒状にし、きな粉と水飴を混ぜた皮で包んだ昔ながらのお菓子です。しかし、残念ながらおすすめできません。なぜなら、タール色素の青１と黄４が使われているからです。緑色に染めるためです。

青１は発がん性の疑いがもたれています。青１を２％または３％ふくむ液１mlを94〜99週にわたってラットに皮下注射した実験で、76％以上にがんが発生したからです。別のラットを使った実験でも同様に、注射によってがんが発生しました。注射による実験なので、使用禁止にはなっていませんが、がんを発生させる作用があると考えられます。

また、黄４の場合、それを１％ふくむえさでラットを飼育した実験では、体重が減少しました。さらに、黄４は人間に蕁麻疹をおこすことが知られて、皮膚科医のあいだでは注意が呼びかけられています。

黄4は細胞の遺伝子に結合しやすい化学構造をしているため、それを突然変異させて、細胞をがん化させる可能性もあると考えられます。こうした化学物質は極力体内にとり込まないようにしたほうが賢明です。

五家宝はいろいろなメーカーから出ていて、なかにはタール色素を使っていない製品もあります。「五家宝を食べたい」という人は、そういう製品を選んでください。

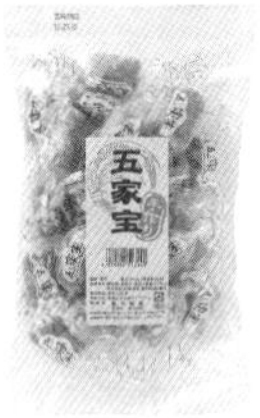

★食品原料 餅米種、黄名粉(遺伝子組み換えでない大豆使用)、砂糖、水飴

★添加物 着色料（青1、黄4）

★成分 表示なし

黒蜜きなこ餅

消費者の安心イメージを裏切る製品

●天狗堂宝船

「体によさそうなので食べている」という人も多いでしょう。黒みつにきなこ（大豆）ですから、たしかに栄養がありそうですし、胃にもやさしそうです。しかし、おすすめできません。合成甘味料のスクラロースが添加されているからです。

この製品には、水飴、砂糖、麦芽糖といくつも糖類が使われています。それなのに、なぜあえて安全性に問題があるスクラロースを添加するのか、理解に苦しみます。消費者の健康を第一に考えているのなら、とてもスクラロースを使えないと思うのですが。

安定剤のアラビアガムは、マメ科アラビアゴムノキ、またはその他の同属植物の分泌液を乾燥してえられたもので、主成分は多糖類です。別名アカシアガムともいいます。

口あたりをよくしたり、歯ごたえを持たせる目的で添加されていると考えられます。

アラビアガムを、妊娠したウサギに体重1キログラムあたり0・8g投与した実験では、大部分が死亡し、それらは食欲欠如、出血性の下痢、尿失禁をおこしていました。
また、モルモットでは過敏症をおこすとの報告があります。**人間の場合、アラビアガムの吸入によって喘息や鼻炎をおこすとされます。**植物由来の添加物ですが、安全とはいえません。

カカオ色素は、カカオ豆を発酵させて焙焼したものから中和してえられたもので、別名はココア色素です。ラットにカカオ色素を混ぜたえさを食べさせた実験では、毒性は認められていません。乳化剤は「大豆由来」とあるので、大豆を原料として作られたレシチンと考えられます。

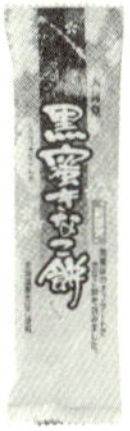

★食品原料 水飴、砂糖、麦芽糖、きなこ（大豆）、小麦粉、もち粉、あん、オブラート、含蜜糖

★添加物 炭酸Ca、香料、カカオ色素、乳化剤（大豆由来）、安定剤（アラビアガム）、甘味料（スクラロース）

★成分（1本あたり）エネルギー139kcal、たんぱく質1.6g、脂質0.7g、炭水化物31.6g、ナトリウム10mg

とろ～りクリームonプリン

子どものおやつにしてはいけない

●グリコ乳業

マンガ「ちびまる子ちゃん」の主人公、まる子の大好物は、プリンです。おそらく筆者のさくらももこさんは、子どもたちが好きな食べ物の象徴として描いているのでしょう。それほどプリンを好きな子どもは多いようです。そんな食品ですから、安全で、しかも体を育むものでなければならないはずです。

ところがこの製品には、合成甘味料のアセスルファムKとスクラロースが添加されています。

アセスルファムKは自然界に存在しない化学合成物質です。２０００年に認可された新しい添加物で、砂糖の約２００倍の甘味があります。しかし、イヌにアセスルファムKを０・３％および３％ふくむえさを２年間食べさせた実験では、０・３％群でリンパ球の減少が、３％群ではＧＰＴ（肝臓障害の際に増える）の増加とリンパ球の減少が

プリン・ゼリー・ヨーグルト

認められました。つまり、**肝臓や免疫に対するダメージが心配される**のです。

また、妊娠したネズミを使った実験では、胎児に移行することがわかっています。体内で分解されないため、へその緒を通って胎児に移行するということなのです。

これまでの動物実験では、催奇形性（胎児に障害をもたらす毒性）は認められなかったという判断になっていますが、人間が摂取した際に同じ結果になるのか、不安を感じざるをえません。

成長期の子どもが、こうした添加物をふくむ食品を毎日おやつに食べ続けて悪影響が出ないのかと、とても心配になります。

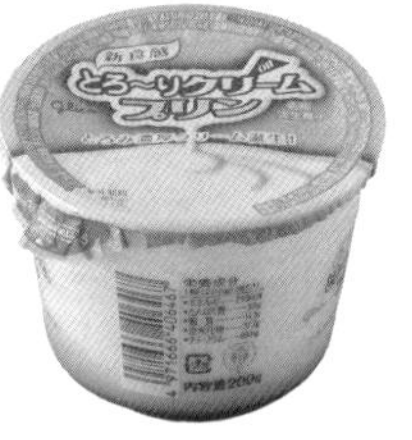

★食品原料 砂糖、乳製品、植物油脂、カラメルシロップ、デキストリン、生乳、コーンスターチ、卵黄油、乳たんぱく、ゼラチン、食塩

★添加物 香料、ゲル化剤（増粘多糖類）、乳化剤、カロテン色素、メタリン酸Na、甘味料（アセスルファムK、スクラロース）

★成分（1個200gあたり）エネルギー293kcal、たんぱく質3.8g、脂質14.1g、炭水化物37.7g、ナトリウム69mg

大満足ゼリーdeゼロ

だったら食べないほうがマシ

●マルハニチロ食品

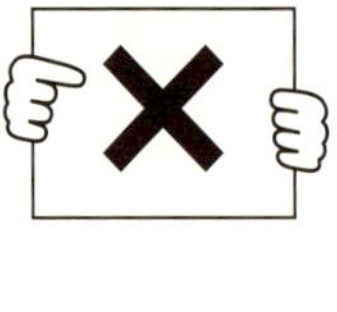

「ゼロカロリーなので、たくさん食べても安心」と思っている人も多いでしょう。しかし、なぜ甘いのにゼロカロリーなのか不思議に思いませんか?

実は合成甘味料が三つも使われているからなのです。その三つとは、アスパルテーム、スクラロース、アセスルファムＫです。

アスパルテームは、アミノ酸のＬ－フェニルアラニンとアスパラギン酸、そして劇物のメチルアルコールを結合させて作ったもので、砂糖の１８０〜２２０倍の甘味があります。アメリカでは１９８１年に使用が認められましたが、アスパルテームをとった人たちから、頭痛やめまい、不眠、視力・味覚障害などをおこしたという苦情が寄せられました。体内で分解して、劇物のメチルアルコールができたためと考えられます。

また、１９９０年代後半には、複数の研究者によって、アスパルテームが脳腫瘍をお

プリン・ゼリー・ヨーグルト

こす可能性があることが指摘されました。さらに**２００５年にイタリアで行なわれた動物実験では、アスパルテームによって白血病やリンパ腫が発生することが認められ、人間が食品からとっている量に近い量でも異常が観察されました。**

この製品は、エネルギーもたんぱく質も脂質もふくまず、食物繊維はほんのわずかです。本来、食品はさまざまな栄養素をふくみ、人間の体を育むはずのもの。ところが、ダイエット志向の消費者に買ってもらおうと、合成甘味料を使ってゼロカロリーのゼリーを追い求めた結果、こんな製品になってしまったのです。

これでは、まさしく本末転倒です。企業はただ単に利益を追い求めるだけでなく、どんな食品が消費者にふさわしいのかも考えて商品開発を行なってほしいと思います。

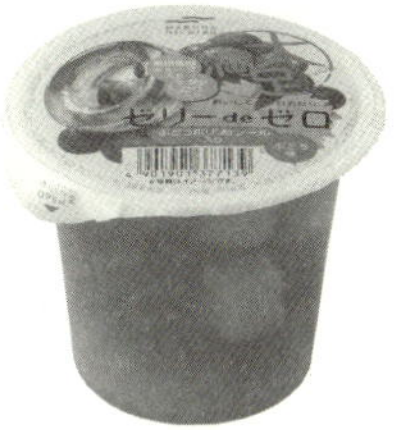

★食品原料 ナタデココ、エリスリトール、ぶどう種子エキス、ぶどう濃縮果汁

★添加物 ゲル化剤（増粘多糖類）、酸味料、香料、乳酸Ca、甘味料（アスパルテーム・L-フェニルアラニン化合物、スクラロース、アセスルファムK）、アントシアニン色素、酸化防止剤（V.C）

★成分（100g あたり）エネルギー0kcal、たんぱく質0g、脂質0g、糖質6.7g、食物繊維0.2g、ナトリウム42mg、ぶどうポリフェノール10.4mg

蒟蒻畑

あえて食べる必要性はどこにもない

●マンナンライフ

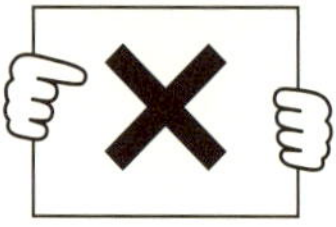

「危険なので販売は中止させるべきだ」「いや、むしろ餅のほうが危険だ」などと、安全性をめぐって議論が続いている製品です。これまで子どもや高齢者20人以上が、こんにゃくゼリーをのどに詰まらせて亡くなっています。

こんにゃく粉と増粘多糖類によってゼリー状に固まったものが、小さなハート形のカップに入っています。そのカップの側面を押して中身を飛び出させて、口のなかに入れて食べるというものです。

しかし、口のなかいっぱいになる大きさであり、またふつうのゼリーに比べて弾力性があって崩れにくいので、カップからの飛び出しが強いと喉の奥のほうに入ってしまい、気管を詰まらせる可能性があります。それで、子どもや高齢者が死亡しているのです。

袋には「小さなお子様や高齢者の方は絶対にたべないでください」と表示されていま

す。しかし、大人の場合でも、カップを強く押すと中身が勢いよく飛び出して喉に詰まらせる心配があります。実際に１９９９年４月には、東京都の41歳の女性がこんにゃくゼリーで死亡しています。

【蒟蒻畑】はたんぱく質をふくんでおらず、食物繊維も意外に少ないので、栄養的に優れた点はありません。なお、リンとカリウムは、通常の食事から十分とっているので、とりたてて補給する必要はありません。

また、かなりにおいの強い香料が使われています。増粘多糖類やpH調整剤、酸味料も使われていますが、具体的に何が使われているのかわかりません。栄養的にほとんど価値がなく、喉に詰まらせる危険性もあるので、あえて食べる必要はないでしょう。

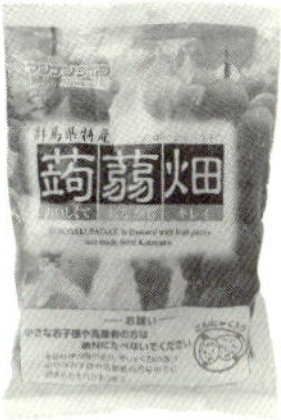

★食品原料 ぶどう糖果糖液糖、砂糖、果汁（ぶどう、りんご）、洋酒、デキストリン、こんにゃく粉

★添加物 pH調整剤、酸味料、ゲル化剤（増粘多糖類）、香料

★成分（1個25gあたり）エネルギー26kcal、たんぱく質0g、脂質0g、糖質6.5g、食物繊維0.2g、ナトリウム9mg、リン27mg、カリウム55mg

脂肪0ヨーグルト

農薬由来の添加物入り

●森永乳業

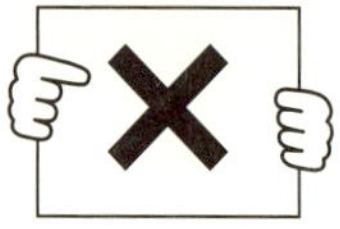

「脂肪0」と大きく表示されていますが、実はまったくゼロというわけではありません。その証拠に「乳脂肪分：0・1％、植物性脂肪分：0・3％」と表示されています。しかし、法律上は問題ないのです。

なぜなら、栄養表示基準では「ゼロ」や「無」と表示できる条件が決まっていて、脂質（脂肪）の場合、食品100gあたり0・5g未満であれば「脂肪ゼロ」と表示してよいのです。この製品の場合、145gあたり乳と植物性の脂肪が合計0・4％、すなわち0・58gふくまれています。これを100gあたりに換算すると、0・4gとなります。つまり「0・5g未満」という条件を満たしていることになるのです。

「そんなの納得いかない」という人もいると思いますが、これが現実なのです。

スクラロースについては【白い食卓ロール】で説明しましたが、自然界にまったく存

プリン・ゼリー・ヨーグルト

在しない化学合成物質であり、体内で消化・分解されないため、「異物」となってグルグルめぐります。しかも、有機塩素化合物の一種です。

有機塩素化合物とは、有機物（炭素をふくむ物質）に塩素が結合したもので、自然界にはほとんど存在していません。人間が人工的に作り出したもので、そのほとんどすべてに毒性があります。そのため、農薬として使われているものがとても多いのです。スクラロースも、農薬の開発中に偶然発見されたといわれています。

そんな有機塩素化合物を、食品のなかに混ぜるという発想自体が間違っていると思います。今後さまざまな悪影響が出るのではないかと、ひじょうに心配されます。

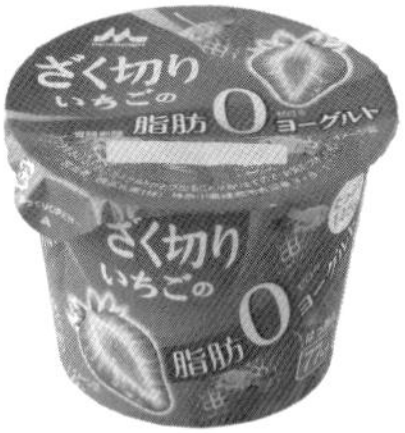

★食品原料 乳製品、いちご果肉、砂糖、乳たんぱく濃縮物、ココナッツオイル

★添加物 香料、酸味料、乳酸Ca、増粘多糖類、甘味料（スクラロース）

★成分（1個145gあたり）エネルギー77kcal、たんぱく質5.8g、脂質0g、炭水化物12.4g、ナトリウム80mg、カルシウム180mg

ゼロ
製品の箱にまで注意書きがある

●ロッテ

チョコレートなのに糖分をふくんでいないという不思議な製品です。【ゼロ】および【ゼロココアクリスプ】のパッケージには「糖類ゼロなのに甘くておいしい」「ノンシュガーチョコレート」と大きく書かれています。「じゃあ、太らないし、虫歯にもならないね」ということで、買っている人もいるかもしれませんね。

では、なぜ糖類が入っていないのに甘いのでしょうか。その答えは簡単です。合成甘味料のアスパルテームとスクラロースが使われているからです。これらは糖類（糖分）ではありませんが、アスパルテームは砂糖の１８０～２２０倍、スクラロースは約６００倍の甘味があるため、甘く感じられるのです。ただし、砂糖の自然な甘さとは違い、苦甘いという感じですが。

しかし、これまで書いてきたように、**アスパルテームとスクラロースは危険性のある**

チョコレート・キャラメル

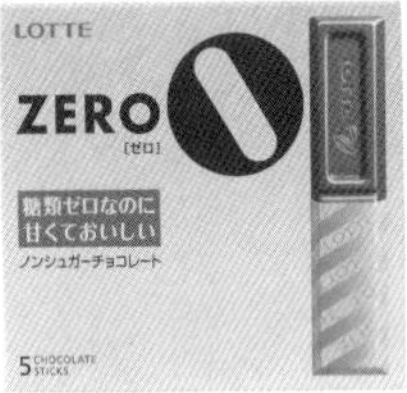

★食品原料 カカオマス、食物繊維、マルチトール、植物油脂、ココアバター、バター、分離乳たんぱく、カカオエキス

★添加物 卵殻Ca、甘味料（キシリトール、アスパルテーム・L－フェニルアラニン化合物、スクラロース）、乳化剤（大豆由来）、調味料（無機塩〈乳清ミネラル〉）、香料、ビタミンP

★成分（1本10gあたり）エネルギー42kcal、たんぱく質0.7g、脂質3.7g、糖質2.9g、食物繊維2.0g、ナトリウム8mg、糖類0g、ショ糖0g、乳糖0g

添加物であり、できるだけとらないほうが賢明です。

なお、アスパルテームには必ず「L－フェニルアラニン化合物」という言葉が添えられていますが、これには理由があります。フェニルケトン尿症（アミノ酸の一種のL－フェニルアラニンをうまく代謝できない体質）の子どもがとると、脳に障害がおこる可能性があります。そのため、注意喚起の意味でこの言葉が必ず併記されているのです。

それから箱に小さく「体内で吸収されにくい特質の原料が含まれています。従って体調によりお腹がゆるくなる場合があります」と書かれています。マルチトール（麦芽糖に水素を添加して作った糖アルコール）、および食物繊維が吸収されにくいためです。

明治　氷宇治金時

鮮やかな緑色に注意せよ

●明治

「抹茶のかき氷が好き」という人は多いと思います。でも、抹茶の色がやけに鮮やかだと思いませんか？

本来の抹茶は、くすんだような黄緑色をしています。ところが、かき氷やソフトクリームの抹茶は、たいてい鮮やかな濃い緑色です。この製品もそうです。

実は、タール色素の青1が使われているのです。そのほか、黄色い色のビタミンB_2（V・B_2）とオレンジ色のカロチン。これらを合わせて抹茶の鮮やかな緑色を出しているのです。しかし、青1は発がん性の疑いがもたれています。【五家宝】でも書いたように、ラットを使った実験では、注射でがんが発生しています。

注射による実験なので、使用禁止にはなっていませんが、青1にはがんを発生させる作用があるということです。したがって、とらないようにすべきなのです。

アイスクリーム

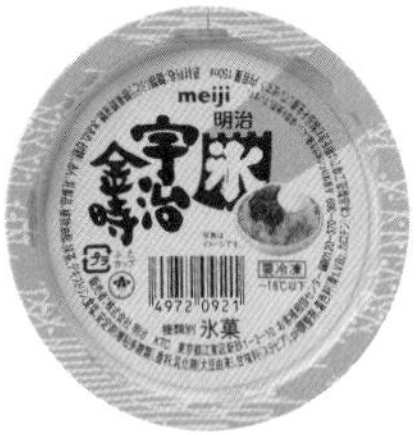

★食品原料 糖類（ぶどう糖果糖液糖、水あめ、砂糖）、あん、乳製品、植物油脂、抹茶、デキストリン、食塩

★添加物 安定剤（増粘多糖類）、香料、乳化剤（大豆由来）、甘味料（ステビア）、pH調整剤、着色料（青1、V.B_2、カロチン）

★成分 表示なし

なお、着色料のカロチンにはいくつも種類があります。合成着色料のβ-カロチン、天然着色料のニンジンカロチン、パーム油カロチンなどがあって、どれを使っても「カロチン（カロテン）」という表示でよいことになっています。いずれも毒性はほとんど心配ありません。

この製品は、**抹茶に使用されている着色料がきちんと表示されていますが、製品によってはキャリーオーバー（原材料にふくまれる添加物）という判断で、表示されていないケースもある**ようです。鮮やかな緑色をした抹茶には注意してください。

なお、甘味料のステビアについては【イーマのど飴】を参照してください。

かき氷ソーダ味

結局、何が入っているのかわからない

●フタバ食品

封を切る前から、香料の人工的な甘ったるいにおいが漂ってきます。香料は、合成が約１３０品目、天然が約６００品目もあり、それらを数品目、あるいは数十品目も組み合わせて、フルーツなどさまざまなにおいが作られています。合成のなかには毒性の強いものもありますが、どれが使われても「香料」としか表示されません。

酸味料は、アジピン酸やコハク酸、クエン酸など25品目ほどあります。毒性の強いものは見当たりませんが、やはりどれがいくつ使われても「酸味料」としか表示されません。増粘多糖類は、樹木、海藻、細菌などから抽出された粘性のある多糖類で、安全性の疑わしいものもあります。しかし、これも具体名が表示されません。

重曹とは、炭酸水素ナトリウムのことです。

スピルリナ色素は、ユレモ科スピルリナの全藻から抽出された青色の色素です。これ

アイスクリーム

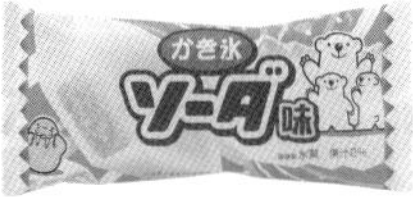

★食品原料 砂糖・異性化液糖、りんご果汁、果糖、デキストリン、リキュール

★添加物 香料、酸味料、安定剤（増粘多糖類）、重曹、スピルリナ色素、乳化剤、甘味料（スクラロース）

★成分（1本105ml あたり）エネルギー62kcal、たんぱく質0g、脂質0g、炭水化物15.6g、ナトリウム18mg

までの動物実験では、毒性は認められていません。

乳化剤は、合成が9品目ありますが、そのうちの5品目は問題があり、とくに2品目については、動物実験の結果から、発がん性の疑いが持たれています。

それにしても、砂糖や異性化液糖（ぶどう糖果糖液糖）を使っているのに、なぜ、わざわざ合成甘味料のスクラロースを添加しているのか、理解に苦しみます。氷菓は子どもがよく食べるものです。**子どもの体のことを考えたら、こうした歴史の浅い、安全性の不確かな甘味料を使うことはできない**と思うのですが……。なお、デキストリンは、ぶどう糖がいくつも結合したもので、食品に分類されており、問題はありません。

キシリトール ガム

添加物の塊を噛むのか

●ロッテ

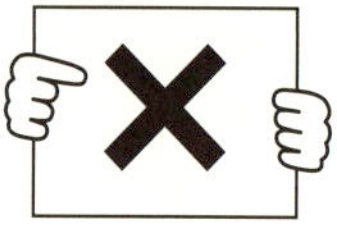

ガムは、植物性樹脂や酢酸ビニル樹脂、エステルガムなどのガムベースに、甘味料や香料を混ぜることで作られます。しかし、酢酸ビニル樹脂には問題があります。これは酢酸ビニルをたくさん結合させて作られますが、その**原料となる酢酸ビニルは、動物実験で発がん性のあることがわかっている**のです。

酢酸ビニル樹脂には、実は酢酸ビニルが残っている可能性があります。そのため厚生労働省では、樹脂中に酢酸ビニルが5ppm（ppmは100万分の1を表す濃度の単位）以上残っていた場合、違反としています。しかし、酢酸ビニル樹脂が使われていても「ガムベース」という一括名しか表示されません。

マルチトールは、麦芽糖（マルトース）に水素を結合させて作る糖アルコールで、食品に分類されています。砂糖の80％程度の甘味があり、虫歯を作らないとされています。

ガム・あめ・グミ

キシリトールは、植物にふくまれるキシロースを原料に化学合成されたものです。もともとイチゴやプラムなどにふくまれる糖アルコールで、虫歯を防ぐ作用があります。どちらも安全性に問題はありません。

問題なのは、合成甘味料のアスパルテームです。市販のガムには、たいていアスパルテームが使われているので注意してください。

このほか、香料や光沢剤や着色料など、ガムは添加物の塊といえるものです。とくに食べなくても困るものではないので、食べないほうが賢明です。なお、ヘスペリジンとは、かんきつ類の皮や果汁、種子から抽出されたものです。

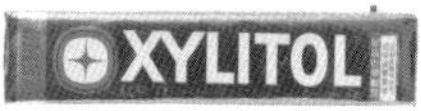

★食品原料 マルチトール

★添加物 甘味料（キシリトール、アスパルテーム・L-フェニルアラニン化合物）、ガムベース、香料、増粘剤（アラビアガム）、光沢剤、リン酸一水素カルシウム、フクロノリ抽出物、着色料（紅花黄、クチナシ）、ヘスペリジン

★アレルギー表示 原材料の一部にゼラチンを含む

★成分（1パック21g あたり）エネルギー 42kcal、蛋白質・脂質0g、炭水化物16.3g、ナトリウム0mg、糖類0g、キシリトール7.0g、マルチトール6.6g、リン酸一水素カルシウム42mg、フクロノリ抽出（フノランとして）21mg

クロレッツXP
味が長持ちするからどうした?

●日本クラフトフーズ

味が30分から40分も長続きするという「味長持ちガム」。２０１０年8月にリニューアル発売された【クロレッツＸＰ】は、味が30分長持ちするとテレビで盛んに宣伝されています。ふつうガムを噛んでいると、すぐに味がなくなってしまいますから、この長さは驚異的ですね。

これまでのガムは、ガムベースから短時間で甘味料や香料が染み出してしまうため、味がすぐにしなくなってしまいました。ところが、味長持ちガムは、それらがマイクロカプセルに閉じ込められていて、噛んでいるとカプセルが徐々に壊れていき、甘味料や香料が染み出してきます。そのため、味が長持ちするのです。

この技術は２００２年に発売されたリニューアル前の【クロレッツＸＰ】にすでに使われており、さらにマイクロカプセル内の香料などの味成分を濃縮し、増量させたため、以前よりも長持ちさせることに成功したといいます。同社では、約1ヵ月かけて消費者に対して試食調査を行ない、96％の人が「30分、味が長持ちする」と答えたため、「30分、味が長持ち」と大々的な宣伝をして、発売したのです。

一方、ロッテも負けじと「40分、味が長持ちする」とうたって【フィッツリンク】を売り出しました。マイクロカプセルと大量のミントを使うことで、冷涼感を長持ちさせたそうです。外部の調査期間の協力で、ミント味を調査したところ、多くの人が「40分、味が続く」と評価したといいます。しかし、**どちらにもアスパルテームやアセスルファムK、さらに数多くの添加物が使われている**ので、やはり食べないほうが賢明です。

Clorets

★食品原料 マルチトール、還元水飴、植物油脂、ウラジロガシ茶抽出物

★添加物 ガムベース、甘味料（キシリトール、アスパルテーム・L-フェニルアラニン化合物、アセスルファムK）、香料、アラビアガム、マンニトール、レシチン、香辛料抽出物、植物ワックス、着色料（銅葉緑素）、ペルオキシダーゼ

★アレルギー表示 原材料の一部に大豆を含む

★成分（1製品あたり）エネルギー28.9kcal、たんぱく質0.1g、脂質0g、炭水化物13.3g、ナトリウム0mg、糖類0g、キシリトール1g

イーマのど飴

EUでは使用禁止の甘味料が

●UHA味覚糖

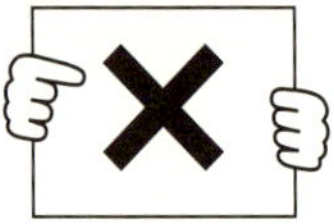

砂糖や乳糖、ラフィノース、そしてキシリトールなど、甘味成分がたくさん使われているのに、なぜ安全性が疑問視されているアスパルテームを使うのでしょうか？

甘味料のキシリトールは、もともとイチゴやプラムなどにふくまれる糖アルコールです。植物にふくまれるキシロースを原料として、化学合成されています。砂糖と同じくらいの甘味があって、「虫歯を防ぐ効果がある」とされています。動物実験で大量に食べさせると、肝臓や膀胱に多少影響が出ますが、もともとイチゴなどにふくまれる甘味成分なので、ほとんど問題はないでしょう。

ところが、アスパルテームは前にも説明したように、人間に脳腫瘍をおこす可能性、動物実験では白血病やリンパ腫をおこすことが示されているものです。また、体内で劇物のメチルアルコールができます。

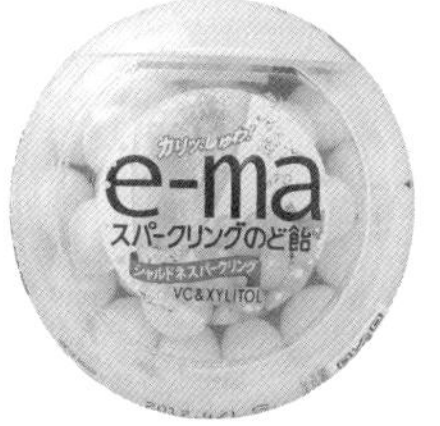

★食品原料 砂糖、乳糖、水飴、ラフィノース、澱粉、レモン果汁パウダー

★添加物 甘味料（キシリトール、アスパルテーム・L-フェニルアラニン化合物、ステビア）、ビタミンC、酸味料、重曹、香料、結晶セルロース、増粘剤（アラビアガム）、ショ糖エステル、着色料（カロチノイド）、乳化剤

★成分（1ケース33gあたり）エネルギー123kcal、たんぱく質0g、脂質0g、炭水化物32.1g、ナトリウム109mg、ビタミンC2000 mg、キシリトール4.5g

天然甘味料のステビアも、問題があります。南米原産のキク科・ステビアの葉から抽出した甘味成分です。しかし、**EU（欧州連合）委員会では、ステビアが体内で代謝してできる物質（ステビオール）が、動物のオスの精巣に悪影響をもたらすとの理由で、使用を認めていません。**

なお、ラフィノースは、天然に存在するオリゴ糖です。いろいろな植物にふくまれていますが、とくに砂糖大根（ビート）や大豆などに多くふくまれています。安全性に問題はありません。

アラビアガムについては、【黒蜜きなこ餅】を参照してください。

VC-3000のど飴

せっかくのビタミンCが台無し

●ノーベル製菓

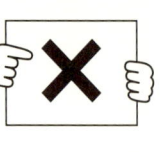

歌手・天童よしみのテレビＣＭで知られる製品です。「ビタミンＣがとれるのでなめている」という人も多いと思います。その名のとおり、１袋（90ｇ）には３０００mgのビタミンＣがふくまれています。ちなみに１粒には１４０mg。ビタミンＣの１日所要量は１００mgなので、１粒なめれば十分ということになります。

パラチノースとは、砂糖を酵素で反応させて作った糖で、ハチミツやサトウキビにも少量ふくまれます。砂糖に似た甘味を持ち、甘味度は砂糖の約半分です。吸湿性が低いため、キャンディに使うとべたつきや吸湿による劣化が少ないのです。

還元パラチノースは、パラチノースに水素を結合させて作った糖アルコールで、消化・吸収されにくいという特徴があります。そのため、血糖値が上がりにくいのです。安全性に問題はないと考えられます。

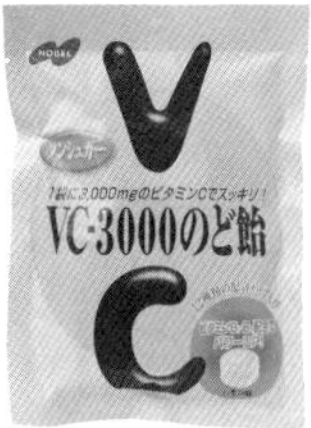

★食品原料 還元パラチノース、還元水飴、ハーブエキス、カリンエキス

★添加物 ビタミンC、香料、甘味料（アスパルテーム・L-フェニルアラニン化合物、ステビア）、ウコン色素、ビタミンB_2、ビタミンB_1

★成分（1粒3.8gあたり）エネルギー8.5kcal、たんぱく質0.01 g、脂質0.01g、炭水化物3.58g、ナトリウム1.67mg、ビタミンC140mg、ビタミンB_1 0.006 mg、ビタミンB_2 0.007mg

健康に必要なビタミンCをふんだんに使い、さらに還元パラチノースを使っているのに、なぜアスパルテームを添加するのでしょうか。還元パラチノースと還元水飴（水飴に水素を結合させたもの）を使っているのですから、甘さは十分だと思います。もし足らなかったら、安全性に問題のない糖分を使えばよいはずです。

それから**ウコン色素は、ウコンの根茎から抽出した黄色の色素です。マウスやラットを使った動物実験では、発がん性を疑わせる結果が出ています。**したがって、できれば使って欲しくない添加物なのです。前にも書きましたが、カレーに使われるウコンは根茎そのものであり、ウコン色素とは別物です。

こんぺいとう
天然着色料を使うべき

●春日井製菓

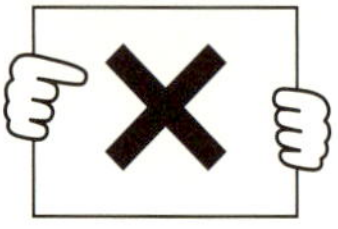

赤や黄色、緑、オレンジなどの色がきれいなこんぺいとう。現在、これらの色をつけるのには、たいてい野菜色素などの天然着色料が使われています。ところが写真の製品には、タール色素の黄4、黄5（黄色5号）、青1が使われているのです。

また、春日井製菓は【ゼリービンズ】も発売していますが、その原材料は「水あめ、砂糖、乳糖、澱粉、寒天、香料、着色料（ラック、赤キャベツ、黄4、黄5、青1）、プルラン、光沢剤」と、こんぺいとうと同じタール色素が使われているのです。

黄4を1％ふくむえさでラットを飼育した実験では、体重が減少しました。また、黄5を1％ふくむえさをイヌに食べさせた実験では、体重減少と下痢が見られました。黄4と黄5は、皮膚科医のあいだでは蕁麻疹をおこす添加物として警戒されています。アレルギーをおこしやすいお子さんは要注意です。

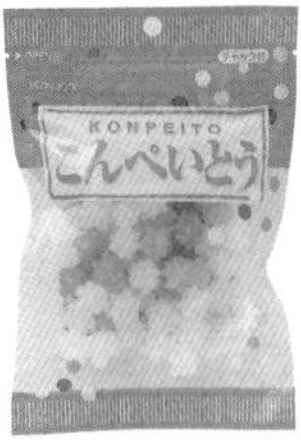

★食品原料 砂糖

★添加物 着色料（ラック、黄4、黄5、青1）

★成分（100g あたり）エネルギー 398kcal、たんぱく質0g、脂質0g、炭水化物99.4g、ナトリウム1.4mg

青1は、それをふくむ液をラットに皮下注射した実験で、がんの発生が認められています。これらの危険性は前からのべていますが、ここで念を押しておきます。

春日井製菓はその昔、粉末ジュースを発売していた老舗の菓子メーカーで、タール色素の危険性を十分知っているはずです。にもかかわらず、子どもが食べるこうしたお菓子に、何品目ものタール色素を使うというのは許せません。

なお、着色料のラックは、ラックカイガラムシという昆虫の分泌液から抽出された赤い色素です。ラットに、ラック色素を0・313〜5％ふくむえさを13週間食べさせた実験では、耳下腺の肥大と腎臓における石灰沈着が見られました。

果汁グミ

メーカーですら何が入っているか知らない

●明治

封を切ると、プーンと鼻を突く人工的なにおいが漂ってきます。ブドウのにおいに似ていますが、接着剤が混じったような微妙なにおいです。以前「子どもが果汁グミを食べたら、おしっこがにおった」というお母さんの話を聞いたことがあります。香料が分解されずに、尿に混じってしまうようです。香料は、合成が約130品目、天然が約600品目もあって、合成香料のなかには毒性の強いものがあります。

たとえば、サリチル酸メチルは、2％ふくむえさをラットに食べさせた実験で、49週ですべてが死亡しました。ベンズアルデヒドは、マウスに1日に体重1kgあたり0・2～0・6gを週5日、2年間投与した実験で、前胃の腫瘍発生率を増加させました。このほかフェノール類、イソチオシアン酸アリル、エーテル類なども毒性があります。

また、**天然香料の場合、「こんなの食品に使っていいの？」といわざるをえないもの**

が多いのです。天然香料リストには「コカ（ＣＯＣＡ）」とあります。麻薬の原料となる植物のコカです。そのほか「オケラ」「ギシギシ」「ネズミモチ」など、わけのわからないものが多く、どれだけ安全性が保証されているのか疑問です。

【果汁グミ】を試しに口に入れて噛んでみると、プラスチックのような味がして口内が刺激され、舌がビリビリしびれました。もし飲み込んだら、胃や腸の粘膜がかなり刺激されると思われました。明治に香料について問い合わせると、「香料会社が調合したもので、具体的に何が使われているかは、合成か天然かもふくめて、まったくわかりません」という答えでした。やはり食べないほうが賢明のようです。

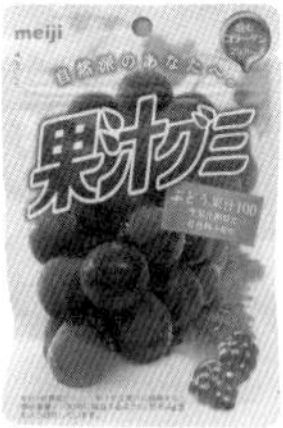

★食品原料 水あめ、砂糖、濃縮ぶどう果汁、ゼラチン、植物油脂、でん粉

★添加物 酸味料、ゲル化剤（ペクチン：りんご由来）、香料、光沢剤

★成分（1袋51gあたり）エネルギー168kcal、たんぱく質2.9g、脂質0g、炭水化物39.3g、ナトリウム9mg、コラーゲン2500mg

うまい棒
安さの代償は高かった

●リスカ

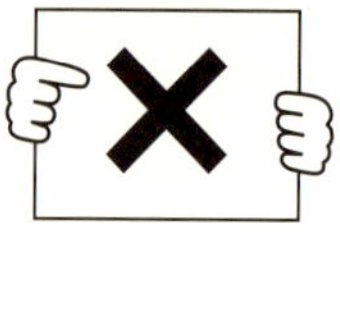

「安いし、おいしいので、よく食べている」という人も少なくないと思います。なにしろ1本10円ですから。
「どうしていけないの？」と疑問に思う人もいるでしょうが、なぜか合成甘味料のスクラロースが添加されているのです。スクラロースは、ふつうダイエットタイプの食品に使われるものですが、この製品にどうして使われているのか理解に苦しみます。
　スクラロースは有機塩素化合物の一つで、人間の体にとって好ましいものではありません。製造者のリスカにしても、スクラロースがどんなものかは知っているはずですし、使う以上、知っていなければなりません。きちんと知っていれば、子どもが食べる駄菓子に安易に使うことはできないと思うのですが……。
　なお【うまい棒】には数多くの種類がありますが、いずれにもスクラロースが添加されています。

それから、**カラメル色素は発がん性の疑いがもたれているので、注意が必要**です。全部で４種類あって、２種類は糖蜜などにアンモニウム化合物を加え、熱処理して作られたものです。ところが、アメリカの消費者団体が２０１１年２月、これらの２種類について、米政府による動物実験で「発がん性がある」と報告されていると、米食品医薬品局（ＦＤＡ）に、使用禁止を求める請願書を提出しました。

ただし、この２種類が使われていたとしても、「カラメル色素」としか表示されないので、消費者にはわからないのです。

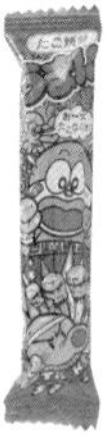

★食品原料 コーン、植物油脂、ソース、砂糖、小麦粉、脱脂粉乳、青さ、紅生姜、香辛料、卵黄パウダー、エビパウダー

★添加物 調味料（アミノ酸等）、酸味料、香料、甘味料（スクラロース）、カラメル色素、酸化防止剤（抽出V.E）

★アレルギー表示 原材料の一部に大豆を含む

★成分 表示なし

すっぱい暴君ハバネロ

激辛よりもカラメル色素に注意

●東ハト

最近、若者の味覚障害が増えているといわれます。激辛や濃い味の食品を食べ続けることで舌の味覚神経が障害を受け、味がわからなくなってしまうのです。【暴君ハバネロ】のような激辛食品が影響しているのでしょう。

さらにこの製品には、スクラロースとカラメル色素が使われていて問題です。カラメル色素には次の4種類があります。

カラメルⅠ……デンプン分解物、糖蜜、または炭水化物を熱処理してえられたもの、あるいは酸もしくはアルカリを加えて熱処理してえられたもの。

カラメルⅡ……デンプン分解物、糖蜜、炭水化物に、亜硫酸化合物を加えて（または酸もしくはアルカリをさらに加えて）、熱処理してえられたもの。

これら二つに、突然変異性は認められていません。問題は次の二つです。

カラメルⅢ……デンプン分解物、糖蜜、炭水化物に、アンモニウム化合物を加えて

(または酸もしくはアルカリを加えて)、熱処理してえられたもの。カラメルⅢを4%ふくむ飲料水をラットに飲ませた実験で、脳下垂体腫瘍の発生頻度が対照群より高くなりました。しかし実験に使ったラットは、自然の状態でもこの腫瘍をおこしやすく、腫瘍を増加させたことにはなっていません。つまり、この結論については、まだはっきりしていないのです。突然変異性があり、染色体異常をひきおこします。

カラメルⅣ……デンプン分解物、糖蜜、炭水化物に、亜硫酸化合物およびアンモニウム化合物を加えて(または酸もしくはアルカリを加えて)、熱処理してえられたもの。突然変異性があり、染色体異常をひきおこすという結果が一部で認められています。

前に書いたようにカラメルⅢとⅣは、アメリカで発がん性の疑いがもたれています。

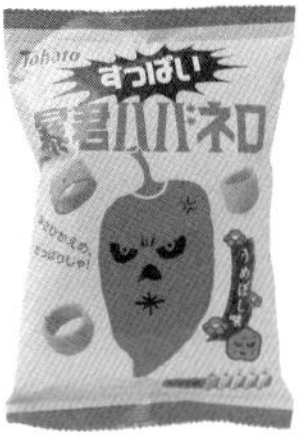

★食品原料 植物油脂、乾燥ポテト、澱粉、食塩、梅肉ペースト、砂糖、赤唐辛子、乾燥梅、梅酢エキスパウダー、デキストリン、梅肉パウダー、粉末酢、粉末醤油、赤唐辛子ペースト

★添加物 加工澱粉、調味料(アミノ酸等)、乳酸Ca、乳化剤、酸味料、塩化Ca、炭酸Ca、香料、酸化防止剤(ビタミンE)、甘味料(スクラロース)、赤キャベツ色素、ムラサキコーン色素、カラメル色素

★アレルギー表示 原材料の一部に乳成分、小麦、大豆を含む

★成分(1袋52gあたり)エネルギー286.4kcal、たんぱく質1.5g、脂質18.3g、炭水化物28.9g、ナトリウム603.7mg(食塩相当量1.5g)

グリーン豆

タール色素はプラスチックと同じ

●春日井製菓

この会社は、タール色素をどんどん使っていこうという方針のようです。前にとり上げた【こんぺいとう】や【ゼリービンズ】にも、何品目ものタール色素を使っていましたが、この製品も同様です。

タール色素は、自然界に存在しない化学合成物質であり、体内で消化・分解されません。その意味ではプラスチックと同じで、本来食品に混ぜるべきものではありません。そのため最近では、食品に添加する会社は減ってきているのです。

黄4は、タール色素のなかでもっともよく使われているもので、ほかに、カズノコ、漬けもの、和菓子、かき氷シロップなどに使われています。黄4の別名は「タートラジン」で、それが表示されることもあります。

一方の青1は、お菓子や清涼飲料水のほか、プラスチック製食器、紙ナプキン、玩具などにも使われています。青1の別名は「ブリリアントブルー」です。

これまで何度も指摘してきたように、これらのタール色素には発がん性の疑いがあるので、できるだけとらないようにしてください

調味料（アミノ酸等）は、主にL-グルタミン酸Naです。もともとこんぶにふくまれるうまみ成分ですが、純粋なものを一度に大量に摂取すると、人によっては、顔や首筋が熱くなったり、しびれを感じることがあります。

なお、グリーン豆や小さなせんべい、ピーナッツなどが混じったおつまみが売られていますが、そのグリーン豆にも黄4や青1が使われていることが多いので、ご注意を！

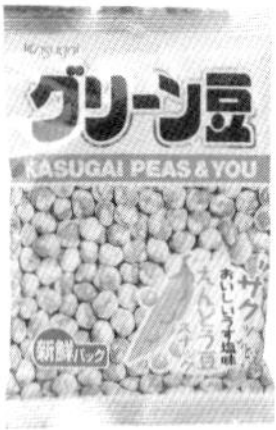

★食品原料 グリーンピース、澱粉、砂糖、植物油脂、小麦粉、寒梅粉、食塩

★添加物 調味料（アミノ酸等）、膨張剤、着色料（黄4、青1）

★成分（100g あたり）エネルギー 438kcal、たんぱく質17.6g、脂質12.3g、炭水化物64.3g、ナトリウム630mg

サクサクレモンクッキー

もっとメーカーの努力が必要

●香月堂

あるコンビニで不可解なクッキーを見つけました。原材料名に「漂白剤（亜硫酸塩）」とあるのです。ふつうクッキーに膨張剤は使われますが、漂白剤が使われることはまずありません。どういうことなのでしょうか？

そこで、発売元の香月堂に問い合わせると、「原材料のココナッツとレモンピールに漂白剤が使われているため、表示している。製造の際にわざわざ添加しているわけではない」という答えでした。

メーカーは、いろいろな会社からお菓子の原材料を仕入れます。その際、原材料にすでに添加物が使われていることがあります。それを表示したということなのです。ちなみにレモンピールとは、レモンの皮を砂糖漬けにしたものです。

この場合、実は「漂白剤（亜硫酸塩）」をキャリーオーバーと見なして、表示しないというやり方も考えられないことはありません。キャリーオーバーとは、原材料にふくまれる添加物のことで、残存量が微量でその効果が発揮されない場合は、表示しなくてよいことになっています。しかし、添加物が入った原材料を使えば、最終的な製品にも微量とはいえ、その添加物が混じることになります。

したがって、本来は表示すべきであり、この会社はそうしているのです。

亜硫酸塩は、亜硫酸Naや次亜硫酸Naなど5品目あって、いずれも毒性が強いものです。動物実験では、ビタミンB1の欠乏や下痢をひきおこし、成長が悪くなりました。香月堂には、漂白剤を使っていない原材料を仕入れて、製品を作ってもらいたいものです。なお、異性化液糖とは、ぶどう糖果糖液糖のことです

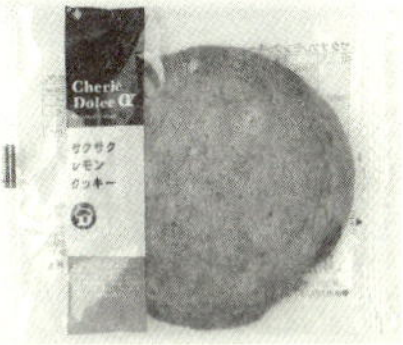

★食品原料 小麦粉、砂糖、マーガリン（乳を含む）、ココナッツ、レモンピール、アーモンド、異性化液糖、卵、水あめ

★添加物 香料、膨張剤、乳化剤（大豆由来）、漂白剤（亜硫酸塩）、着色料（カロチン）

★成分（1包装あたり）エネルギー279kcal、たんぱく質2.9g、脂質14.5g、炭水化物34.0g、ナトリウム65mg

スライスサラミ
おつまみには別のものを用意して

●ヤガイ

「ビールのつまみはサラミが一番」という人もいると思います。しかし、もしかすると発がん性のある化学物質を一緒に食べているかもしれません。

サラミは独特の赤茶色をしていますが、その色を維持するために発色剤の亜硝酸Naが添加されています。亜硝酸Naは反応性の高い化学物質で、肉にふくまれるヘモグロビンやミオグロビンという赤い色素と結合して、ニトロソヘモグロビン、ニトロソミオグロビンになります。これらは鮮やかな赤い色を示すので、肉がいつまでも黒ずむことなく、美しい色を保つことができるのです。

しかし、その反応性の高さが仇《あだ》になっています。というのも、肉にはアミンという物質が多くふくまれているのですが、それとも反応して、ニトロソアミン類という物質ができることがあるからです。

ニトロソアミン類は10種類ほど知られていますが、いずれも発がん性があり、代表的なＮ－ニトロソジメチルアミンの場合、１ｐｐｍ～５ｐｐｍ（ｐｐｍは１００万分の１を表す濃度の単位）という微量をえさや水に混ぜてラットにあたえ続けた実験で、肝臓や腎臓にがんが発生しました。

実はＮ－ニトロソジメチルアミンは、ベーコンや牛肉などからｐｐｂ（ｐｐｂはｐｐｍの１０００分の１）レベルで検出されています。微量ですが、発がん性物質には「しきい値」（これ以下なら安全という値）がありませんので、極力とらないほうがよいのです。なお、ビーフジャーキーやおつまみベーコンにも亜硝酸Naが添加されているので、スライスサラミと同様の問題があります。

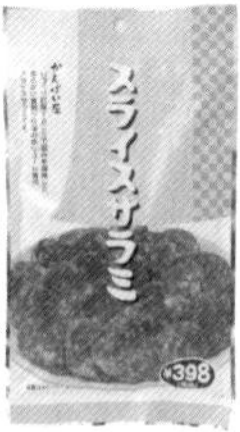

★食品原料 畜肉（豚肉、牛肉）、豚脂肪、還元水あめ、結着材料（大豆たんぱく、でん粉）、食塩、香辛料、砂糖、玉ねぎエキス

★添加物 カゼインNa（乳由来）、調味料（アミノ酸等）、リン酸塩（Na、K）、pH調整剤、くん液、酸化防止剤（エリソルビン酸Na）、保存料（ソルビン酸K）、発色剤（亜硝酸Na）、香辛料抽出物

★成分（1袋85gあたり） エネルギー373kcal、たんぱく質20.4g、脂質28.6g、炭水化物8.5g、ナトリウム1417mg

ホモソーセージ

お酒との相乗効果で肝臓を悪くする？

●丸善

お酒のつまみやおやつとしても食べられるフィッシュソーセージ。以前は赤色系のタール色素が使われていましたが、現在はほとんど使われなくなりました。ところが、この製品には今でも赤色１０６号（赤１０６）が使われているのです。

赤１０６を１％ふくむえさをラットに食べさせた実験で、６ヵ月目に甲状腺の重量が低下しました。また13ヵ月目では、肝臓障害の際に増えるＧＴＰが増加しました。

また、赤１０６はサルモネラ菌に対して突然変異をおこし、さらに染色体異常もひきおこします。つまり、遺伝子を損傷する作用があるのです。これは細胞のがん化の引き金になる心配があります。**赤１０６は発がん性の疑いがもたれていて、諸外国では使用が禁止されており、使用が認められているのは日本くらいです。**

丸善では、ほかに【チョリソ風味ソーセージ】という商品も出していました。フィッシュソーセージの一種で、たらや豚肉、香辛料などを原料としていましたが、やはり赤106と、さらに発色剤の亜硝酸Naも添加していました。豚肉を使っているので、それが黒ずむのを防いでいたのです。

前にも書いたように亜硝酸Naは急性毒性が強く、さらに魚肉に多くふくまれるアミンという物質と化学反応をおこして、ニトロソアミン類という発がん性物質に変化することがあります。したがって、この製品中にニトロソアミン類ができている可能性もあるのです。

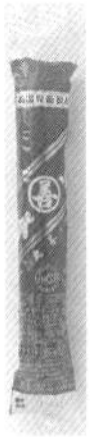

★食品原料 魚肉（たら、ほっけ、まぐろ、その他）、結着材料（植物性たん白、でん粉、豚ゼラチン）、豚脂、砂糖、食塩、エキス（魚介、野菜、酵母）

★添加物 調味料（アミノ酸等）、香辛料抽出物、スモークフレーバー、赤色106号

★アレルギー表示 原材料の一部に小麦を含む

★成分（1本85gあたり） エネルギー129kcal、たんぱく質9.0g、脂質5.6g、炭水化物10.7g、ナトリウム646mg（食塩相当量1.6g）

素材嗜好 いかくん

案外、危険な添加物が多い

●山栄食品工業

イカのくんせいをお酒のつまみに選んでいる人は少なくないと思います。イカには独特のうまみと歯ごたえがあって、お酒にとても合います。しかし、市販のイカのくんせいはおすすめできません。添加物が多く、保存料も使われているからです。

写真の商品には添加物が8種類も使われているので、胃が敏感な人は胃部不快感を覚えることがあるでしょう。とくに保存料のソルビン酸と甘味料のステビアは要注意です。

保存料は、食品中に細菌やカビなどが増えるのを防ぐためのものです。しかし、細菌にしてもカビにしても生物の一種であり、それを殺したり、増えるのを防いだりするということは、ある程度の毒性があるといえます。それが、口内や舌、胃、腸などの細胞に悪影響をあたえるという心配があります。

マウスに体重1kgあたり0・04gのソルビン酸を、毎日17ヵ月間投与した実験では、

体重の増え方が鈍り、肝臓、腎臓、精巣が小さくなりました。また、落下生油または水にソルビン酸を溶かして、ラットに皮下注射した実験では、注射部位にがんが発生しました。注射による実験ですが、気になる結果です。

ステビアは、南米原産のキク科・ステビアの葉から抽出したものです。しかし、前に書いたとおりEU委員会では、動物のオスの精巣に悪影響をもたらすとの理由で、使用を認めていません。

なお、リン酸塩（Na）は、たくさん摂取すると血液中のカルシウム量が減って骨がもろくなる心配があります。

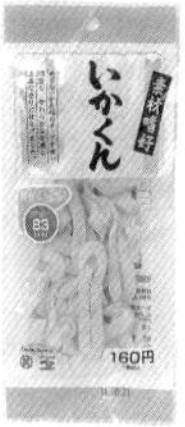

★食品原料 いか、砂糖、食塩

★添加物 酒精、ソルビトール、トレハロース、調味料（アミノ酸等）、pH 調整剤、リン酸塩（Na）、甘味料（ステビア）、保存料（ソルビン酸）

★成分（1袋40g あたり） エネルギー 83kcal、たんぱく質 10.9g、脂質1.0g、炭水化物 7.4g、ナトリウム1200mg

パーフェクトプラス ショコラサブレ

とても「健康食品」とはいえない

●明治

「砂糖を使ってないし、栄養もありそう」と思って食べている人も多いでしょう。しかし、砂糖の代わりに合成甘味料のアセスルファムKとスクラロースが使われています。

しかも、ショートニングには「悪玉脂肪」のトランス脂肪酸が、平均で約14％ふくまれています。トランス脂肪酸は悪玉（ＬＤＬ）コレステロールを増やして、善玉（ＨＤＬ）コレステロールを減らし、動脈硬化をおこして心疾患になるリスクを高めることがわかっています。したがって、とりすぎには注意しなければなりません。

還元麦芽糖は、麦芽糖に水素を結合させて作った糖アルコールで、安全性に問題はありません。なお、ショートニングは、サクサク感を出すために使われています。

この類の食品は、栄養調整食品といわれています。つまり、各種のミネラルやビタミンなど栄養素を意図的に添加しているのです。この製品では、カルシウム（パントテン酸Ca）、それからV・E（ビタミンE）、V・B_6（ビタミンB_6）、ナイアシン、葉酸などの各種ビタミンが強化されています。これらはいずれも添加物ですが、通常の添加物とは違います。一般に添加物は保存性を高めたり、酸化を防いだり、加工をしやすくするなど、業者にとってメリットになるものです。

一方、栄養強化剤はビタミン、ミネラル、アミノ酸を補給するもので、消費者にとってメリットになるものです。もともと食品にふくまれる栄養素であったり、その誘導体であるので、安全性に問題はほとんどありません。しかし、**消費者の健康を考えているのなら、合成甘味料は使用できないはず**です。なお【パーフェクトプラス　バニラサブレ】にも、アセスルファムKとスクラロースが使われています。

健康食品

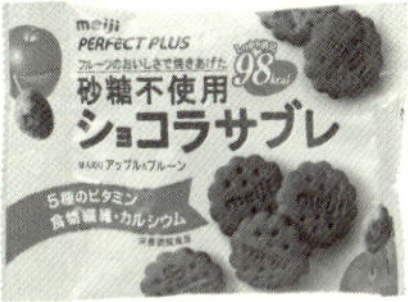

★食品原料　小麦粉、還元麦芽糖、ショートニング、ココアパウダー、りんごペースト、植物油脂、全粉乳、プルーンエキス、小麦たんぱく、食塩

★添加物　加工でん粉、膨張剤、乳化剤（大豆を含む）、貝Ca、香料、甘味料（アセスルファムK、スクラロース）、ナイアシン、V.E、パントテン酸Ca、V.B_6、V.B_2、V.B_1、V.A、葉酸、V.D、V.B_{12}

★成分（1袋25gあたり）エネルギー98kcal、たんぱく質1.8g、脂質3.9g、糖質15.3g、食物繊維2.9g、ナトリウム92mg、ショ糖0g、カルシウム48mg、ビタミンB_1 0.06mg、ビタミンB_2 0.06mg、ナイアシン1.0〜3.1mg、ビタミンB_6 0.07mg、パントテン酸0.4mg

マルチミネラル

効果が不透明なうえに安全性も心配

●ＤＨＣ

ＤＨＣやファンケル、小林製薬などから、「ダイエットに効果がある」「膝の痛みがとれる」「視力が回復する」「血流がよくなる」など、実にさまざまなサプリメントが発売されています。しかし、薬と違って、人間の臨床試験で効果が確認されたものではありません。したがって、飲んでも効くかどうかはわからないのです。

「では、効果があるっていうのは嘘なの？」と驚いている人もいるかもしれませんね。そんな人は、一度サプリメントの表示をよく見てください。はっきりと効果をうたっていないことに気づくはずです。どれも効果を暗示するような表現になっています。もし効果をはっきりうたったら、薬事法違反になります。

本来は効果を暗示するような表現も、薬事法違反なのです。ところが、巧みな表現によって、法の網をくぐり抜けているのです。また、違反品が多すぎて、厚生労働省も自

健康食品

治体もとり締まれないのが現実です。

「ミネラルやビタミンのサプリもダメなの？」という人もいると思います。ミネラルやビタミンは基本的には野菜や海草などの食品からとるべきです。そうすることで、いろいろな栄養素をバランスよくとれますし、「おいしい」という満足感もえられます。

また、こうしたサプリも、何が使われているのかよくわからず、安全性の点で心配です。**【マルチミネラル】は原材料に「マンガン酵母」「ヨウ素酵母」「セレン酵母」などとありますが、こんな酵母は今まで聞いたことがありません。**安全かどうかもわかりませんし、食べてから具合が悪くなったでは、手遅れです。

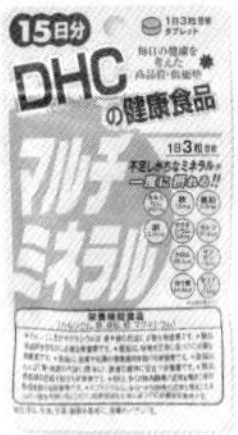

★食品原料 還元麦芽糖水飴、マンガン酵母、ヨウ素酵母、セレン酵母、クロム酵母、モリブデン酵母、澱粉

★添加物 貝カルシウム、酸化マグネシウム、クエン酸鉄Na、グルコン酸亜鉛、ステアリン酸カルシウム、グルコン酸銅、ヒドロキシプロピルメチルセルロース

★成分（1日3粒あたり）エネルギー1.8kcal、たんぱく質0.04g、脂質0.03g、炭水化物0.33g、ナトリウム16.1mg、カルシウム250mg、鉄7.5mg、亜鉛6.0mg、銅0.6mg、マグネシウム125mg、セレン30.2μg、クロム28.3μg、マンガン1.5mg、ヨウ素50.8μg、モリブデン10.5μg

梅しば

体に良さそうなイメージだけ残して……

●村岡食品工業

「梅は体によさそう」と感じる人が多いからか、最近、梅を原材料にした製品がいろいろ出ています。この製品もそんな一つで、梅の実を丸ごと使っているのが特徴です。しかし、赤く染めるためにタール色素の赤１０２が使われています。

赤１０２は、黄４などと並んでもっともよく使われているタール色素の一つで、福神漬や紅ショウガなどにも使われています。今のところ動物実験で発がん性が認められたというデータはありませんが、赤１０２を２％ふくむえさをラットに90日間食べさせた実験では、赤血球が減って、ヘモグロビン値の低下が認められました。また、赤１０２は、皮膚科医のあいだでは蕁麻疹をおこす物質として警戒されています。

それから、実は発がん性のある赤２と化学構造がとてもよく似ています。アメリカでは、赤２を０・００３〜３％ふくむえさをラットに１３１週間食べさせる実験が行なわ

その他

れ、44匹中14匹にがんの発生が認められました。対照群のがんの発生は、44匹中4匹でした。そこで、**FDA（米食品医薬品局）は、赤2の使用を禁止しました。ところが、日本では使用が禁止されず、**今でも業務用かき氷シロップなどに使われています。

赤102も、赤2と同様に細胞の遺伝子に結合しやすい化学構造をしています。したがって、遺伝子に影響をおよぼす可能性が強いので、とらないほうが賢明です。

なお【しそ入りやわらか干し梅】（サングリーン99）にも赤102が使われています。

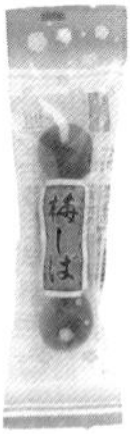

★食品原料 梅、漬け原材料［梅酢、醸造酢、ぶどう糖果糖液糖、食塩、発酵調味液］

★添加物 ソルビット、酒清、調味料（アミノ酸等）、酸味料、香料、着色料（赤102）

★成分（可食部100g あたり）エネルギー45kcal、たんぱく質1.2g、脂質0.2g、炭水化物9.7g、ナトリウム2.6g

ソフトパイン

ドライフルーツが体に悪いワケ

●なとり

最近、コンビニでドライフルーツ製品をよく見かけます。パイン、マンゴー、ピーチなどがあります。一見体によさそうなのですが、毒性の強い漂白剤の亜硫酸塩が使われている製品も少なくありません。

「亜硫酸塩」というのは簡略名で、正式には、亜硫酸Na、次亜硫酸Na、ピロ亜硫酸Na、ピロ亜硫酸K、二酸化硫黄のいずれかです。つまり、これらのいずれを使っても、「亜硫酸塩」という表示でよいのです。

上位の4品目は、二酸化硫黄と同様な作用を示し、毒性もそれに似ています。二酸化硫黄の気体は、亜硫酸ガスといいます。「どこかで聞いたことがある」という人もいると思います。実は工場排煙や火山ガスの主な成分なのです。

三宅島が噴火して有毒ガスが島全体をおおい、住民が避難しましたが、この亜硫酸ガ

その他

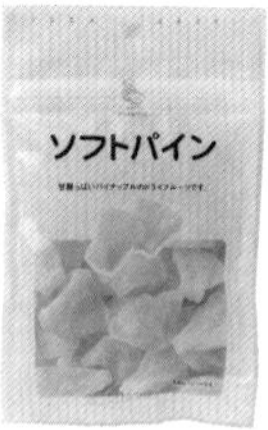

★食品原料 パイナップル、砂糖

★添加物 酸味料（クエン酸）、漂白剤（亜硫酸塩）

★成分（1袋30gあたり）エネルギー104kcal、たんぱく質0.0g、脂質0.0g、炭水化物25.8g、ナトリウム80mg

スが原因です。これだけでも、亜硫酸塩の毒性の強さがわかると思います。

ピロ亜硫酸Naを0・6％（二酸化硫黄に換算して3400ppm以上）ふくむえさで、若いラットを育てた実験では、ビタミンB_1欠乏症をおこして成長が悪くなり、下痢が見られました。また、**亜硫酸Naを人間が4g摂取すると、中毒をおこし、5・8gでは胃腸に激しい刺激があります。**胃腸が敏感な人では、もっと微量でも刺激を感じると考えられます。

したがって、亜硫酸塩を使った製品は、食べないようにしたほうが賢明なのです。製品によっては「酸化防止剤（亜硫酸塩）」とも表示されていますが、同じことです。

ブレスケア
なくてもいい商品の代表例

●小林製薬

食後に口のにおいが気になるという人のための製品です。発売元は「**あったらいいなをカタチにする**」**と宣伝している小林製薬ですが、裏を返せば**「**なくてもいいよ**」**ということ**であり、この製品もそうです。ニンニク料理やアルコールを飲んだあとに噛まずに飲むと、胃のなかで中身が溶け出し、口内の嫌なにおいを消すといいます。

中身は、ヒマワリ油、サフラワー油、パセリ油と香料などです。それらがゼラチンカプセルに入っていて、胃のなかでカプセルが溶けると3種類の油と刺激性の強い香料が出てきて、ニンニクなどのにおいを打ち消すというわけです。

しかし、知り合いの50歳代の女性が「【ブレスケア】を飲んだら気持ちが悪くなった」といっていました。油が多いので消化が悪く、香料とともに胃粘膜を刺激するので、人によってはそうした症状が現われるのでしょう。

その他

【ミント】は透明なグリーンの粒ですが、その色はタール色素の緑色3号（緑3）によるものです。これは発がん性の疑いがもたれています。緑3を2％ふくむ水溶液1mlを週1回、94〜99週間ラットに皮下注射した実験では、76％以上で注射部位にがんが発生したからです。

このほか【ストロングミント】は緑3と黄4、【レモン】は黄4、【ピーチ】は赤102と赤106などのタール色素が使われています。タール色素はアゾ結合やキサンテン結合など、独特の化学構造を持つ物が多く、細胞中の遺伝子と結合しやすい化学構造をしているため、発がん性や催奇形性の疑いのあるものが多いのです。

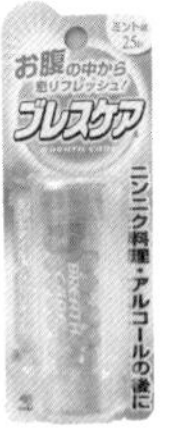

★食品原料 ヒマワリ油、ゼラチン、サフラワー油、パセリ油

★添加物 香料、グリセリン、甘味料（ステビア）、食用緑色3号

★成分（25粒あたり）エネルギー26kcal、たんぱく質0.84g、脂質2.4g、炭水化物0.33g、ナトリウム0〜0.26mg

フリスク

そもそもお菓子なのか？

●クラシエフーズ

【フリスク】や【ミンティア】（アサヒフードアンドヘルスケア）に代表される「清涼菓子」。名称は「清涼菓子」ですが、これは偽表示の疑いがあります。

菓子というからには、当然小麦粉や砂糖などの食品原料が使われるべきです。ところがこれらの製品は、食品原料ゼロ、つまり**すべて添加物でできた商品**なのです。簡単にいうと添加物の塊です。これで「菓子」といえるのでしょうか？

では、使われている添加物はどうかというと、ソルビトールは、ぶどう糖に水素を添加して作られた糖アルコールです。もともとナシやリンゴなどにふくまれている甘味成分なので、まあいいでしょう。しかし、アスパルテームは、これまで書いてきたように自然界にない合成甘味料であり、危険性の高いものです。

ショ糖エステルは、正式にはショ糖脂肪酸エステルといいます。ショ糖（砂糖）と脂肪酸を結合させたものであり、安全性は高いといえます。ただし、とりすぎると下痢をおこす心配があります。

　最後の微粒酸化ケイ素は、正式には微粒二酸化ケイ素です。実は、これはガラスの主成分です。錠剤の形に固めるのに必要なのだといいます。動物に経口投与した実験では、とくに毒性は認められていませんが、ガラスを食べさせられることに抵抗を感じる人も多いでしょう。胃粘膜を刺激することはないのか、心配になります。

【フリスク】は全部で8種類ありますが、味は違っても成分はどれもほとんど同じで、すべて添加物です。また【ミンティア】も原材料は【フリスク】だいたい同じです。

その他

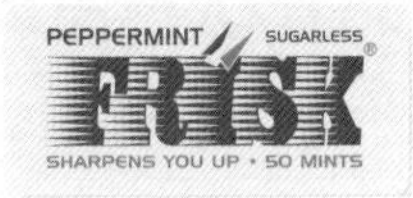

★食品原料 なし

★添加物 甘味料（ソルビトール、アスパルテーム・L-フェニルアラニン化合物）、香料、ショ糖エステル、微粒酸化ケイ素

★成分（1箱50粒あたり）熱量21kcal、たんぱく質0g、脂質0g、炭水化物7g、ナトリウム0mg、糖類0g

バラ売りケーキの原材料と添加物は？

コージーコーナーや不二家などのケーキショップ、あるいは街中のケーキ屋さんには、きれいでおいしそうなケーキがショーケースのなかにズラッと並んでいます。それらのケーキはふつうバラ売りされているので、原材料が表示されていません。つまり、食品原料も添加物も一切わからないのです。かろうじてアレルギー表示だけは行われています。

なぜ、原材料が表示されないのでしょうか？

これは、実は法律上の問題なのです。食品の原材料表示は、JAS法によって定められ、とくに食品添加物は食品衛生法によって定められています。ただし、表示すべき食品は、容器に入っていたり、袋に入っているものに限られているのです。

つまり、容器・包装に原材料名を表示しなさいということで、それ以外のもの、すなわちバラ売りのものは表示しなくてよいことになっているのです。

ですから、同じケーキショップでも、袋に入ったシュークリームやエクレア、カップに入ったプリンやゼリーなどは表示されています。ただし、それらの製品でもバラ売りとみなして、表示していない店もありますが……。

「では、どうやって知ればいいの？」と思う人もいるでしょうね。その方法

column 1

としては、まずお店の人に聞くことです。手作りのケーキ店では、その場でケーキを作っているわけですから、原材料はわかっているので、聞いてみれば教えてくれるはずです。

　チェーンのケーキショップの場合、販売しているだけですから、店員さんに聞いても、おそらく詳しい原材料はわからないでしょう。結局のところ、お店を信用して、つまり「変なものは使っていないだろう」という善意の判断で、買うしかないということなのでしょうか?

　いやいや、おおよその原材料を知ることはできます。それは、スーパーなどで売られているケーキの表示を見ることです。ケーキにしてもタルトなどにしても、容器に入っていますから、原材料が表示されています。チェーン店の製品は、それらと同様に機械で大量に生産されていますから、それほど原材料は変わらないはずです。

　本書では、コンビニやスーパーといった小売店で売られているケーキやタルトなどをとり上げていますので、参考にしてください。

第2章

買ってはいけないと買ってもいいの中間

あんぱん

イーストフードは添加物の塊

●山崎製パン

「あんパンが大好き」という人は多いと思います。あんパンは比較的添加物の少ない菓子パンで、各メーカーから発売されています。ここでは、イーストフードについて詳しく見ていくことにしましょう。イーストフードは一見、食べ物のようですが、実は添加物の塊です。いわば膨張剤といえるもので、全部で16品目あります。

主なものは、塩化アンモニウム、塩化マグネシウム、炭酸アンモニウム、炭酸Ca（カルシウム）、リン酸一水素Ca、リン酸三Caなどです。実際には16品目のなかから、5品目前後をピックアップして混ぜ合わせて、イースト（パン酵母）に混ぜられます。

毒性の強いものはほとんどないのですが、**塩化アンモニウムについては、ウサギに2gを経口投与した実験で、10分後に死亡した**というデータがあります。しかし「イーストフード」としか表示されないので、塩化アンモニウムが使われているかどうかはわかりません。

本来のパンはイーストが出す炭酸ガスによって、ふっくらと焼きあがります。しかし、工場で大量に生産するためには、それだけでは難しく、イーストフードを加える必要があるのです。イーストフードを添加するとふっくらとしたパンはできるのですが、パサパサしてしまい、パン本来のしっとりした感触が失われてしまいます。

なお、乳化剤について山崎製パンに問い合わせると、「レシチン、グリセリン脂肪酸エステル、ショ糖脂肪酸エステルを使っている」といいます。これらならほとんど問題ありません。パンやケーキには、これらの乳化剤が使われることが多いようです。

菓子パン・惣菜パン

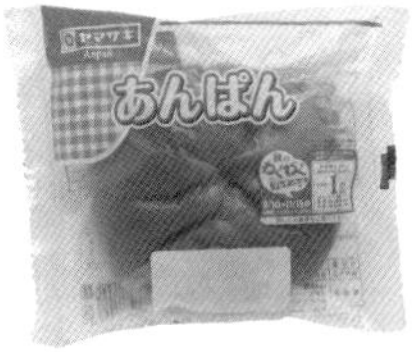

★食品原料 こしあん、小麦粉、糖類、マーガリン、植物油脂、卵、脱脂粉乳、パン酵母、牛乳、食塩、ナチュラルチーズ、たんぱく質濃縮ホエイパウダー、還元水あめ

★添加物 乳化剤、加工デンプン、イーストフード、糊料（アルギン酸エステル）、香料、V.C、酸化防止剤（V.E）

★アレルギー表示 原材料の一部に乳成分、卵、小麦、大豆を含む

★成分（1個あたり）熱量324kcal、たんぱく質8.8g、脂質3.6g、炭水化物64.1g、ナトリウム143mg

メロンパン
加工デンプンに安全性の確証がない

●パスコ（敷島製パン）

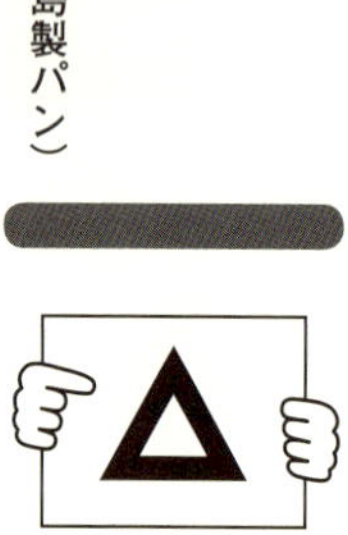

メロンパンは各パンメーカーから出ていますが、食品原料も添加物も似たようなものが使われています。ここでは、加工デンプンについて詳しく見ていきます。

加工デンプンは数多くのパンやお菓子に使われ、全部で11品目もあります。酢酸デンプン、酸化デンプン、リン酸化デンプン、リン酸架橋デンプン、リン酸モノエステル化リン酸架橋デンプン、アセチル化アジピン酸架橋デンプン、アセチル化酸化デンプン、アセチル化リン酸架橋デンプン、オクテニルコハク酸デンプンナトリウム、ヒドロキシプロピルデンプン、ヒドロキシプロピル化リン酸架橋デンプンです。

これらは以前、実は「でんぷん」または「デンプン」という表示で、食品として扱われていました。しかし、実際には化学的な処理が行なわれていたため、厚生労働省は2008年10月、これら11品目を食品添加物として取り扱うことを都道府県に通知し、そ

菓子パン・惣菜パン

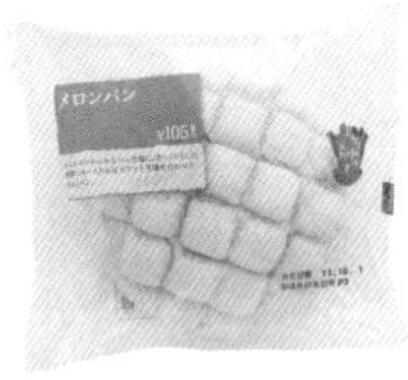

★食品原料 小麦粉、糖類、卵、ショートニング、バター入りマーガリン、加工油脂, マーガリン、パン酵母、アーモンドプラリネ、食塩、小麦たんぱく、大豆粉、植物たんぱく、発酵種

★添加物 加工デンプン、膨張剤、乳化剤、乳酸Ca、増粘多糖類、香料、イーストフード、着色料（カロチン）、ビタミンC、酸化防止剤（ビタミンE）

★アレルギー表示 原材料の一部に卵、小麦、乳成分、大豆を含む

★成分（1個あたり）エネルギー443kcal、たんぱく質7.9g、脂質16.5g、炭水化物65.7g、ナトリウム152mg（食塩相当量0.4g）

れ以降、添加物の「加工デンプン」「加工でん粉」として表示されるようになったのです。

内閣府の食品安全委員会は、これら11品目について「安全性に懸念がないと考えられ、一日摂取許容量を特定する必要はない」という見解を示しています。つまり、すべて安全というわけです。**ところが実際には、発がん性や生殖毒性などに関して、データがない品目も多いのです。つまり、まだわからない点が多いということなのです。**

なお、乳酸Caは、乳酸にカルシウムが結合したもので、安全性に問題はありません。ビタミンCやビタミンEも同様です。また、アーモンドプラリネとは、アーモンドと砂糖などをカラメル化したあと、粉砕したものです。

ジューシーコロッケロール

実際には何が使われている？

●スウィングベーカリー

セブン&アイ・ホールディングスのプライベートブランドです。イーストフードが使われていないため、パンがしっとりしていて本来の味わいがあります。

ただし、添加物がいくつも使われているので、食べたあとにどうしても口のなかに刺激が残り、胃がもたれる感じがします。油でコロッケを揚げてあるため、脂肪が酸化して過酸化脂質ができており、それが胃に影響していることも考えられます。

増粘剤の増粘多糖類は、樹木の分泌液、植物の種子、海藻、細菌などから抽出した粘性のある多糖類です。**増粘多糖類は全部で30品目以上ありますが、トラガントガム（発がん性の疑い）、ファーセレラン（催奇形性の疑い）、カラギーナン（発がん促進作用）など問題のあるものがあります。**

しかも、2品目以上添加すると具体名ではなく、なぜか「増粘多糖類」という表示で

菓子パン・惣菜パン

★食品原料 コロッケ、小麦粉、ソース、植物油脂、砂糖、ショートニング、卵、パン酵母、脱脂粉乳、食塩、乳等を主原料とする食品、ぶどう糖

★添加物 加工でん粉、増粘剤（加工でん粉、増粘多糖類）、酢酸Na、調味料（アミノ酸）、ビタミンC

★アレルギー表示 原材料の一部に牛肉、大豆、りんごを含む

★成分（1包装あたり）エネルギー300kcal、たんぱく質6.7g、脂質11.6g、炭水化物42.3g、Na 580mg

よいことになっていて、何が使われているのかわかりません。

酢酸Na（ナトリウム）は、保存性を高めるほか、調味料の役目もする便利な添加物です。安全性に問題はありません。

調味料（アミノ酸）は、【味の素】の主成分のL－グルタミン酸ナトリウムに間違いありません。もともとこんぶにふくまれるうま味成分で、今はサトウキビなどを原料に発酵法で作られています。毒性は低いのですが、一度に大量に摂取すると、人によっては顔や腕にかけて熱感やしびれ感を覚えることがあります。

また、あまりにも多くの食品に使われているため、これが入ってないと「おいしくない」と感じてしまう「味音痴」を作り出しているという問題もあります。

苺のショートケーキ

添加物は多いが問題のあるものは少ない

●山崎製パン

ホイップクリームやスポンジ、チョコレートを作るのに、様々な添加物が使われています。添加物の種類は多いのですが、タール色素や合成甘味料、漂白剤などのとくに問題となるものは使われていません。ソルビット、乳化剤、膨張剤、香料、増粘多糖類、pH調整剤、加工デンプンなど、パンの製造にも使われているものが使われています。

メタリン酸Naは吸湿性の高い物質で、保湿性を持たせることができます。10％ふくむえさを1ヵ月間ラットに食べさせた実験では、発育の遅延、腎臓重量の増加や尿細管の炎症が認められました。ただし、このえさはかなり高濃度です。

カロテノイド色素は、動植物にふくまれる黄、だいだい、赤を示す色素の総称で、トマト色素、パプリカ色素（トウガラシ色素）、オレンジ色素、β－カロテン、クチナシ黄色素など多くの種類があります。もともと食品にふくまれる色素を抽出したものが多

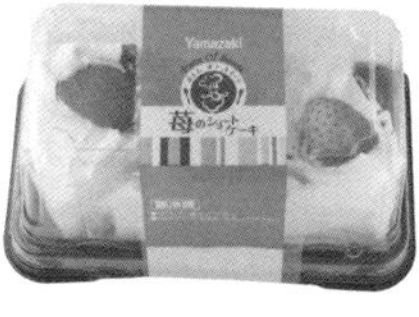

★食品原料 ホイップクリーム、砂糖、卵、小麦粉、苺、植物油脂、乳化油脂、チョコレート、洋酒、グルコマンナンペースト、水あめ

★添加物 ソルビット、乳化剤、膨張剤、メタリン酸Na、香料、増粘多糖類、pH調整剤、加工デンプン、カロテノイド色素

★アレルギー表示 原材料の一部に乳成分、大豆を含む

★成分 表示なし

いので、安全性にそれほど問題はありません。

ただし、**クチナシ黄色素（ラットに経口投与した実験で、下痢、肝臓からの出血、肝細胞の壊死が観察された）など一部に問題があります。**

「イチゴに農薬が残留しているのでは？」と心配する人もいると思います。イチゴはハウス内で栽培されることが多く、病気や害虫に弱いため、農薬が20～40回散布され、収穫前日でも散布が行なわれます。

しかも一般的に収穫されたものは洗われずにケーキの上にのせられます。心配な人は、イチゴを手でつまみ上げて、水でよく洗ってから食べるようにしてください。

極上ロール

グリシンに問題がなければ大丈夫か

●シェフォーレ

最近、ロールケーキの人気が高まっていて、テレビなどでもよくとり上げられています。製品によって使われる食品原料や添加物には多少の違いがありますが、基本的には似ています。写真の製品は、比較的添加物の少ない製品です。

生クリームとは、全乳から脂肪分を集めたものです。一般的には脂肪分約25%、水分約65%のもので、洋菓子のほかアイスクリームなどによく使われています。

グリシンはアミノ酸の一種であり、味つけや保存の目的で添加されています。アミノ酸ですから、安全性は高いはずなのですが、それを否定するようなデータもあります。鶏の白色レグホンに1日に4g以上のグリシンを経口投与すると、中毒症状をおこして、極度の疲弊、昏睡、死亡が見られました。

また、モルモットに経口投与した実験では、中毒症状をおこし、呼吸筋が麻痺して死亡しました。**グリシンをうまく代謝できない**ようです。

ところで【グリナ】（味の素）という、不眠症に効果があることを暗示したサプリメントが出ていますが、この成分はグリシンです。1包に3gのグリシンをふくんでいて、1日に1包を飲みます。すでに多くの人が利用しているといいます。しかし、害が現れたという話は聞きませんので、人間には中毒症状をおこさないのかもしれません。

酢酸Naは、安全性に問題はありません。ただし、ナトリウム（塩分）をとることになるので、高血圧の人はそのことを頭に入れておいたほうがよいでしょう。

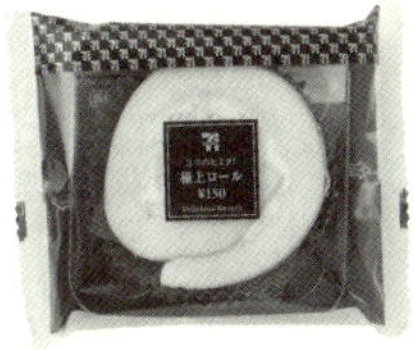

★食品原料 卵、生クリーム、牛乳、砂糖、小麦粉、乳等を主要原料とする食品、植物油脂、はちみつ

★添加物 ソルビット、乳化剤、グリシン、酢酸Na、加工デンプン、香料、増粘多糖類

★アレルギー表示 原材料の一部に大豆を含む

★成分（1包装あたり）エネルギー252kcal、蛋白質4.9g、脂質16.6g、炭水化物20.7g、Na 63mg

ミニバウム

乳化剤に若干の不安

●香月堂

バウムクーヘンは、洋菓子のなかでは比較的添加物が少ないほうです。
膨張剤は合成のものが、アジピン酸、炭酸水素ナトリウム、炭酸水素アンモニウムなど40品目以上もあります。過熱によってガスが発生して、生地を膨張させます。何品目か組み合わせて使われることが多くなっています。毒性の低いものが多いのですが、添加されていると、やや口に違和感を覚え、嫌な後味が残ることがあります。
乳化剤は合成のものが、グリセリン脂肪酸エステル、ショ糖脂肪酸エステル、ソルビタン脂肪酸エステル、ステアロイル乳酸カルシウム、プロピレングリコール脂肪酸エステル、ポリソルベート20、ポリソルベート60、ポリソルベート65、ポリソルベート80があります。前の4品目はもともと食品にふくまれる成分、またはそれに近い成分なので、安全性にほとんど問題はありません。しかし、ポリソルベート60とポリソルベート80は、動物実験の結果から発がん性の疑いがあります。ただし「乳化剤」としか表示されないので、使われていてもわかりません。

写真の製品の製造者である香月堂に問い合わせると、「原材料のショートニング（ただし、表示は植物油脂）に乳化剤が使われているので、表示しています。植物レシチン、グリセリン脂肪酸エステル、プロピレングリコール脂肪酸エステルが使われています」という答えでした。植物レシチンは大豆から抽出されたもので、問題ありません。

プロピレングリコール脂肪酸エステルは、プロピレングリコールと脂肪酸を結合させたものです。**プロピレングリコールについては、鶏の受精卵に注入した実験で、ヒナに小肢症を発生させたというデータがあり、不安な面があります。**

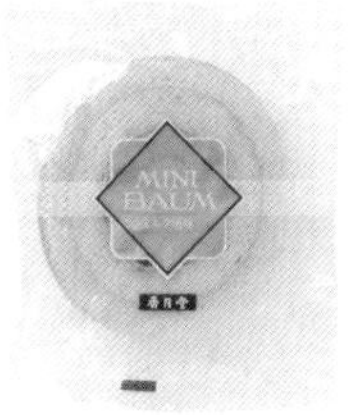

★食品原料 卵、砂糖、小麦粉、マーガリン（乳・大豆を含む）、水あめ、植物油脂、コーンスターチ、砂糖、異性化液糖

★添加物 乳化剤、膨張剤、ソルビトール

★アレルギー表示 小麦、卵、乳、大豆

★成分 表示なし

エクレア
シュークリームより添加物は少ない

●銀座コージーコーナー

駅やスーパーなどの専用売店で売られているコージーコーナーのケーキ類。ショーケースに並んでいるものは、バラ売りのため、食品原料も添加物も表示されていません。

一方、エクレアなどは袋に入っているので、表示がなされています。

食品原料にあるチョコレートコーチングとは、湯煎で溶かして菓子やパンなどにかけるチョコレートのことです。ファットスプレッドは、マーガリンの一種で油脂が80％未満のもの。油脂が80％以上あるものがマーガリンです。

添加物のカゼインNaは、牛乳にふくまれるたんぱく質のカゼインとナトリウムを結合させたものです。粘性を持たせたり、口当たりをよくするなどの目的で使われます。**ラットに体重1kgあたり0・4〜0・5gのカゼインNaを連日投与すると、中毒をおこして半数が死亡します。**ナトリウムが原因のようです。ただし、その由来から大量に使わなければ問題はないでしょう。

カロチンは、合成着色料のβ-カロチン、天然着色料のパーム油カロチンなどがあります。安全性に問題はありません。紅花黄は紅花の花より抽出された黄色い色素です。マウスやラットを使った実験では、毒性は認められていません。

なお、コージーコーナーの売店では、透明のカップに入った【ティラミスカップ】や【コーヒーゼリー】が売られていますが、原材料が表示されていません。バラ売りのケーキ類と同様に見なしているようです。しかし、容器に入っているので、本来は食品原料や添加物を表示しなければならない商品です。

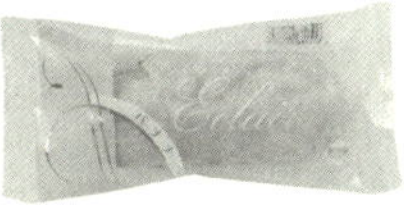

★食品原料 牛乳、鶏卵、砂糖、小麦粉、チョコレートコーチング、ホイップクリーム、ファットスプレッド、バナナピューレ、バナナペースト、澱粉

★添加物 カゼインNa、乳化剤、香料、膨張剤、安定剤（加工澱粉、増粘多糖類）、着色料（カロチン、紅花黄）

★アレルギー表示 原材料の一部に大豆を含む

★成分 表示なし

どら焼き

無添加ではないが……

●米屋

「ふっくらして甘いので好き」という人も多いと思います。卵を使っているので栄養価が高く、カロリー（エネルギー）もあるので、食事の代わりにもなります。写真の製品は、たんぱく質を5gふくみ、270kcalあります。ちなみに、大人が1日に必要とするたんぱく質は55～70gです。

還元水飴は、水飴に水素を結合させて作った糖アルコールです。水素を結合させることを水素添加といいます。吸収率が低いので血糖値が上がりにくく、低カロリーという特徴があります。ただし、とりすぎると下痢をおこすことがあります。なお、「味醂」は煮物などによく使われるみりんです。

ただし、無添加というわけにはいきません。ふっくらとさせるために膨張剤が使われています。それから、乳化剤が使われていますが、具体的に何が使われているのでしょ

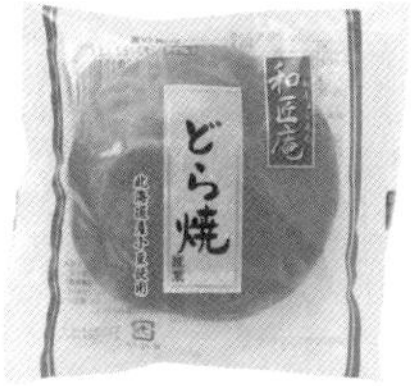

★食品原料 砂糖、小麦粉、鶏卵、小豆、水飴、還元水飴、味醂、蜂蜜、寒天

★添加物 膨張剤、乳化剤

★成分（1個あたり）エネルギー270kcal、たんぱく質5.0g、脂質1.6g、炭水化物58.8g、ナトリウム71mg

うか。製造者である米屋に乳化剤について問い合わせると、「ショ糖脂肪酸エステルを使っています」という答えでした。

ショ糖脂肪酸エステルは、ショ糖（砂糖）と、脂肪の構成成分である脂肪酸を結合させたものです。つまり、いずれも食品として利用されている成分であり、それらを単に結合させたものなので、安全性は高いと考えられます。

これまでの動物実験では、ほとんど毒性は認められていません。ただし、**ショ糖脂肪酸エステルを7％ふくむえさをラットに食べさせた実験では、下痢が見られました。**大量に摂取したため、消化しきれなかったようです。

よもぎ粒あん団子

酵素の安全性は不透明なまま

●明日香食品

時代劇では、よくだんご屋さんが登場します。江戸時代から、だんごは多くの人に親しまれてきた和菓子のようです。そんな伝統的なものであるためか、比較的添加物は少なくなっています。数多くのメーカーから、あんだんご、みたらしだんご、あんよもぎだんごなどが出ていますが、どのメーカーの製品も使用添加物は似ています。

特徴的なのは「酵素」を使っていることで、たいていの製品に使われています。酵素とは、特定の働きを持つたんぱく質のことです。だんごには、日にちがたっても固くならないようにする目的で添加されています。

酵素は、カビや細菌の培養液から抽出されたものがほとんどで、天然添加物のみです。一般的に食品の成分を分解する、合成する、酸化するなどの働きを持つ酵素が使われています。代表的なものとしては、デンプンを分解するα－アミラーゼ、脂肪を分解する

洋菓子・和菓子

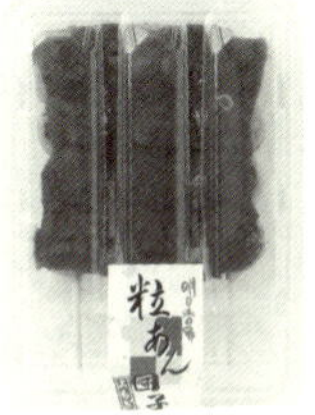

★食品原料 小豆粒あん、米粉（米国産）、砂糖、麦芽糖、よもぎ、でん粉、食用油脂

★添加物 ソルビトール、グリシン、酵素、乳化剤

★アレルギー表示 原材料の一部に乳、大豆を含む

★成分 表示なし

リパーゼ、チーズの製造に使われるレンネットなどがあります。全部で70品目程度ありますが、どれをいくつ使っても「酵素」という表示しかなされません。

酵素については、「タンパク質からなることなどから、科学的に適正に製造される限り、一般に、人の健康の確保に障害になるものではないと考えられる」（平成7年度厚生科学研究報告書）との見解が示されたため、厚生労働省はとくに安全性の確認を行っていません。つまり、**安全性の検討が行われないまま、名簿に載っている約70品目が使われている**ということなのです。カビや細菌の培養液から抽出したものが多いので、不純物が混じらないのかといった心配もあります。

プッチンプリン

増粘多糖類には問題があるものも

●グリコ乳業

日本で一番知られているプリンといっていいでしょう。大量に生産され、テレビなどでさかんに宣伝されています。機械で大量生産するため、多くの添加物が使われています。ゲル化剤の増粘多糖類は、プリンを固めるためのものです。ここでは、それについて詳しく見てみましょう。

増粘多糖類は、樹木の分泌液、植物の種子、海藻、細菌などから抽出した粘性のある多糖類で、全部で30品目以上ありますが、いくつか問題のあるものがあります。

トラガントガム……マメ科のトラガントの分泌液を乾燥してえられたもの。1・25および5%ふくむえさをマウスに96週間食べさせた実験で、前胃に乳頭腫、がんの発生が認められました。用量依存性が認められなかったことから、「発がん性がある」という結論にいたりませんでしたが、安全とも言い難いものです。

プリン・ゼリー・ヨーグルト

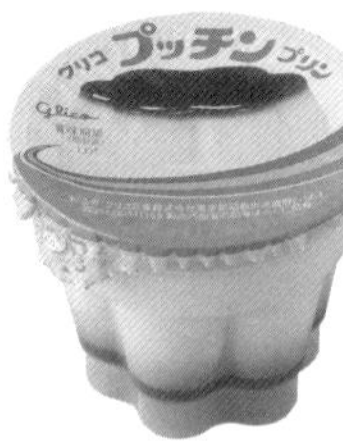

★食品原料 乳製品、カラメルシロップ、砂糖、植物油脂、生乳、コーンスターチ、卵粉、食塩

★添加物 ゲル化剤（増粘多糖類）、香料、乳化剤、酸味料、カロテン色素、V.C

★成分（1個75gあたり）エネルギー104kcal、たんぱく質1.3g、脂質5.2g、炭水化物13.0g、ナトリウム60mg

ファーセレラン……スズカケベニ科フルセラリアの全藻より抽出したもの。鶏卵1個あたり5mgを投与したところ、ヒナの目や上顎に異常が認められました。
カラギーナン……ミリン科キリンサイ属などの全藻より抽出したもの。ラットに発がん物質を投与し、**カラギーナンを15%ふくむえさをあたえたところ、結腸腺腫の発生頻度が高くなりました**。

増粘多糖類は、単独で使われた場合は「ゲル化剤（トラガントガム）」のように具体名が表示されますが、2品目以上使った場合は「増粘多糖類」という表示でよいことになっています。そのため、何が使われているのかわからないのです。

明治 午後のくつろぎカフェゼリー

素直にゼラチンを使ってほしい

●明治

食品原料は、ぶどう糖果糖液糖とコーヒーのみです。何か変だとは思いませんか？そうなんです。「ゼラチン」が入っていないのです。その代わりをしているのが、ゲル化剤（増粘多糖類）なのです。

ちなみに、ぶどう糖果糖液糖とは、その名のとおりぶどう糖と果糖が混じった液状の糖です。デンプンを分解してぶどう糖を作り、それを酵素によって甘味の強い果糖に変化させます。そのため、ぶどう糖と果糖が混じった状態になるのです。果糖が50％未満がぶどう糖果糖液糖、50％以上90％未満が果糖ぶどう糖液糖、90％以上のものが高果糖液糖です。

ゼラチンは、動物の皮や軟骨などに多くふくまれる、たんぱく質の一種のコラーゲンを分解したものです。冷えると固まる性質があるので、昔からゼリーに使われてきました。最近、コラーゲンは「肌をきれいにする」ということで女性にとても人気がありますが、ゼラチンを食べることは、コラーゲンをとることと同じです。

一方、増粘多糖類は前に書いたように、樹木の分泌液、植物の種子、海藻、細菌などから抽出した粘性のある多糖類で、ゼラチンとはまったく別物です。

ゼラチンを使ったゼリーは柔らかくて舌の上で溶ける感じですが、**増粘多糖類を使ったゼリーは固くて味わいがなく、たんぱく質を補給することにもなりません。**

それから、この製品についているクリームシロップには、カラギーナンが添加されています。なお、市販のゼリーのなかには、ゼラチンを使った製品もありますので、原材料をよく見るようにしてください。

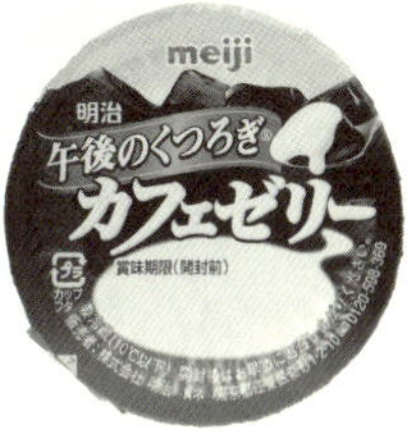

★食品原料 ぶどう糖果糖液糖、コーヒー

★添加物 ゲル化剤（増粘多糖類)、香料、カラメル色素

★成分（1個70g あたり）エネルギー 44kcal、たんぱく質0g、脂質0g、炭水化物10.9g、ナトリウム9mg

明治ブルガリアヨーグルトストロベリー低脂肪

食べるならプレーンを

●明治

本書では【明治ブルガリアヨーグルト】や【ビヒダスヨーグルト】のプレーンタイプを「食べてもいい」製品としてとり上げています。しかし、フルーツヨーグルトは、残念ながらそこでとり上げることはできません。香料、着色料、甘味料、増粘多糖類などが使われているからです。

フルーツヨーグルトのふたを開けると、いずれもかなりきついにおいがします。どうしてこんなに強いにおいをつける必要があるのか疑問です。フルーツにはそれぞれ独特の香りがあるのですから、本来ならそれを活かすようにすべきだと思います。ところが、実際には添加物を安易に使って、いかにもイチゴやグレープらしきにおいを漂わせて、つまり、**偽物のにおいを使って、消費者を引き寄せようとしている**のです。

これって、一種のダマシではないのでしょうか？　しかも、合成香料のなかには毒性の強いものがあり、また、天然香料も得体のしれない植物を使ったものが少なくないので、安全性の面でも問題があります。

ステビアは第1章でも書きましたが、EU委員会では、ステビアが体内で代謝してできる物質（ステビオール）が、動物のオスの精巣に悪影響をもたらすとの理由で、使用を認めていません。ベニコウジ色素は、ベニコウジカビから抽出した赤い色素で、腎臓への悪影響が心配される実験データがあります。

なお、【ビヒダス】のフルーツヨーグルトには、合成甘味料のスクラロースが使われています。フルーツヨーグルトが好きな人のためにも、各メーカーには、自然な香りと甘さの製品を作ってほしいと思います。

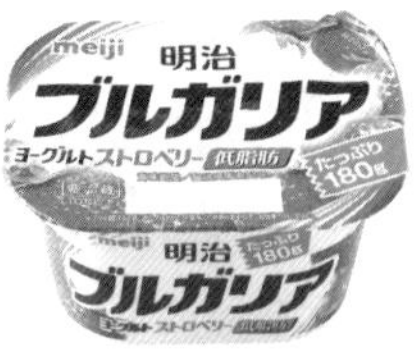

★食品原料 乳製品、いちご果肉、砂糖、ココナッツオイル、乳清たんぱく質、ゼラチン

★添加物 ベニコウジ色素、乳酸カルシウム、増粘多糖類、香料、甘味料（ステビア）

★成分（1カップ180g あたり）エネルギー 142kcal、たんぱく質7.3g、脂質2.3g、炭水化物23.0g、ナトリウム78mg、カルシウム231mg

ミルクチョコレート

定番商品の欠陥

●明治

チョコレートの定番ですね。「食べたことある」という人も多いと思います。

原料のカカオマスは、カカオ豆を煎って皮と胚芽をとり除き、胚乳の部分を砕いてすり潰したもの。全粉乳は、牛乳から脂肪分をとらずにそのまま水分を蒸発させて粉状にしたものです。ちなみに、脱脂粉乳は、脂肪分をとり除いた牛乳を粉状にしたもの。ココアバターは、カカオ豆にふくまれる脂肪のことです。

添加物は、レシチンと香料のみです。レシチンはリン脂質の一種で、動植物の細胞の膜を構成する主成分です。水と油を混じりやすくする乳化作用があるため、乳化剤として使われています。レシチンは、卵や大豆などに多くふくまれています。この製品の場合、「大豆由来」とあるので、大豆から抽出されたレシチンということです。もともと大豆にふくまれている成分ですから、安全性に問題はありません。

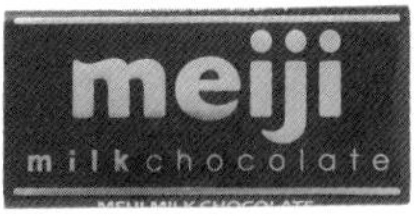

★食品原料 砂糖、カカオマス、全粉乳、ココアバター

★添加物 レシチン（大豆由来）、香料

★成分（1枚58gあたり）エネルギー324kcal、たんぱく質4.5g、脂質20.2g、糖質30.0g、食物繊維2.0g、ナトリウム35mg、カカオポリフェノール480mg

香料が使われていますが、【果汁グミ】のように人工的で強烈なにおいではありません。香料は、合成が約１３０品目、天然が６００品目もあります。**独特の香りをつけるために使われますが、一般的にあまりにも安易に香料が使われているという印象を受けます。**しかも、一括名表示が認められているため、何品目あるいは何十品目使っても、「香料」としか表示されません。

合成香料のなかには、サリチル酸メチル、イソチオシアン酸アリル、フェノール類など毒性の強いものがあります。ただし、これらが使われていたとしても、「香料」としか表示されません。明治に問い合わせてみましたが「合成か天然かもふくめて教えられない」とのことでした。

ポッキーチョコレート

板チョコより添加物は多い

●江崎グリコ

小麦粉で作った細長いビスケット状のものをチョコレートで包んだというのが、この製品です。小麦粉、ショートニング、食塩、イースト、添加物の調味料、膨張剤などが、ビスケット状のものの原材料です。ショートニングはサクサク感を出すために使われます。ただし、動脈硬化をひきおこして、心疾患のリスクを高めるトランス脂肪酸が、一般的に14％程度ふくまれています。

調味料は、味つけのために使われ、アミノ酸、核酸、有機酸、無機塩の4種類があります。無機塩は7品目あり、その一つは塩化カリウムで、ほかはリン酸化合物です。「調味料（無機塩）」という表示しかないので、どれが使われているかはわかりませんが、いずれもそれほど毒性はありません。ただし、リン酸をとりすぎると、カルシウムの吸収が悪くなって、骨がもろくなる心配があります。

チョコレート・キャラメル

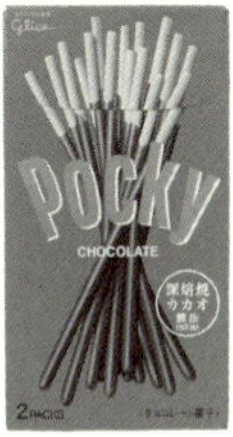

★食品原料 小麦粉、砂糖、カカオマス、植物油脂、全粉乳、ショートニング、モルトエキス、でん粉、ココアバター、食塩、イースト、バター

★添加物 乳化剤、香料、膨張剤、アナトー色素、調味料（無機塩）

★アレルギー表示 原材料の一部に大豆を含む

★成分（1袋35gあたり）エネルギー176kcal、たんぱく質3.1g、脂質7.8g、炭水化物23.4g、ナトリウム63mg

膨張剤は、食品をふっくらさせるために使われます。一番よく使われるのは重曹（炭酸水素ナトリウム）で、単独としてだけではなく、ほかの膨張剤と組み合わせて使われることも多いです。胃薬にもよく使われており、毒性はそれほど強くありませんが、**重曹を使ったビスケットなどを食べると、口に違和感を覚えます。**

アナトー色素は、ベニノキ科ベニノキの種子から抽出された黄色またはだいだい色の色素です。動物実験では、毒性は認められていません。

乳化剤は、チョコレートに使われていて、水と脂を混じりやすくするためのものです。ただし、具体的に何が使われているのかわかりません。

森永ミルクキャラメル

歯ブラシが手放せない

●森永製菓

「子どものころ、よく食べた」という人も多いと思います。キャラメルの定番商品ですね。添加物は、ソルビトール、乳化剤、香料のみです。なお、練乳とは、牛乳を濃縮したもので、それに糖分を加えたものが加糖練乳です。糖分を多く加えることで、保存性が高まります。とくに脱脂乳を原料としたものが、加糖脱脂練乳です。

ソルビトールは、ナシやリンゴ、プラムなどにふくまれる糖アルコールです。工業的には、ぶどう糖を原料に水素を添加することで合成されていて、砂糖の60％程度の甘味があります。もともと果実にふくまれる甘味成分なので、安全性に問題はありません。ただし、1日に50g以上摂取すると下痢をおこすことがあります。

乳化剤は「大豆由来」とあるので、大豆から抽出されたレシチンでしょう。レシチンは動植物の細胞の膜を構成する成分です。安全性に問題はありません。

チョコレート・キャラメル

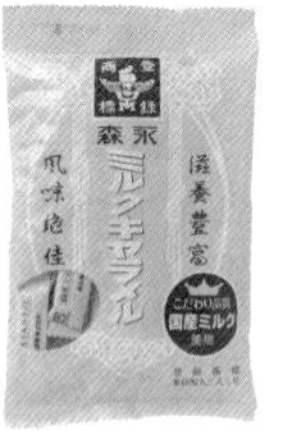

★食品原料 水あめ、加糖練乳、砂糖、加糖脱脂練乳、植物油脂、小麦たんぱく、バター、モルトエキス、黒みつ、食塩

★添加物 ソルビトール、乳化剤（大豆由来）、香料

★成分（1粒4.6gあたり）エネルギー19kcal、たんぱく質0.18g、脂質0.48g、炭水化物3.6g、ナトリウム4.9mg、カルシウム4.8mg、鉄0.041mg、ビタミンA16μg、ビタミンB_1 0.0092mg、ビタミンB_2 0.0096mg、ナイアシン0.19mg、ビタミンD 0.35μg

この製品1粒（4・6g）には炭水化物が3・6gとなっていますが、ほとんどが糖分です。キャラメルは歯にくっつきやすいので、それらの糖分が虫歯の原因になります。「粘着性が強い製品のため、歯科治療材がとれる場合がありますのでご注意ください」と小さな文字で書かれているくらいです。したがって、食べたあとはできるだけ早く歯を磨いたほうがよいでしょう。

なお、「モルトエキス」とは、大麦の麦芽（モルト）から抽出されたものです。ジアスターゼという酵素をふくんでいて、菓子類に使うと色や風味をよくする働きがあります。安全性に問題はありません。モルトはビールの原料としても使われています。

エッセルスーパーカップ

少なくとも毒性は認められない

●明治

今もっともポピュラーなアイスクリームといっていいでしょう。どこのコンビニにもスーパーにもたいてい置かれています。食品原料の乳製品とは、生乳（牛からしぼった、何も加工していない乳）を原料として作られるクリームや脱脂乳・脱脂粉乳などの総称です。

安定剤とは、品質を一定に保ち、成分の均一な分散を助けるために添加されるものです。と同時に、口あたりをよくし、なめらかさを持たせるなどの働きもあります。ようするに、アイスクリームの食感を高めるために使われているのです。

セルロースは、一般飲食物添加物の一つです。ふだん私たちが食べている食品、またはそれから抽出した成分を添加物の目的で使うもので、約70品目がリストアップされています。セルロースは、海藻セルロース、サツマイモセルロース、トウモロコシセルロ

アイスクリーム

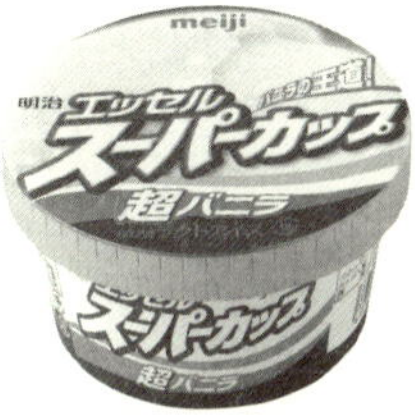

★食品原料 糖類（砂糖、水あめ、ぶどう糖果糖液糖）、乳製品、植物性脂肪（パーム油、ヤシ油）、卵黄、食塩

★添加物 香料、安定剤（セルロース）、アナトー色素

★アレルギー表示 原材料の一部に大豆を含む

★成分（1個200ml あたり）エネルギー374kcal、たんぱく質5.6g、脂質23.1g、炭水化物35.8g、ナトリウム89mg、カルシウム189mg

ース、ナタデココの4品目あります。どれを使っても「セルロース」という表示でよいので、何が使われているのかわかりませんが、いずれも安全性に問題はありません。

一般飲食物添加物は、リストアップされた品目が示されているだけで、リストに載っていないものでも使うことができます。 一方、合成添加物は厚生労働省が認可したもの以外は使うことができず、天然添加物は既存添加物名簿に載っているもの以外は使うことができません。この点が、一般飲食物添加物との大きな違いです。

アナトー色素は、ベニノキの種子から抽出された黄色またはだいだい色の着色料です。これまでの動物実験では、毒性は認められていません。

ガリガリ君

香料と酸味料が気になる

●赤城乳業

　地方のメーカーである赤城乳業が大ヒットさせた商品です。いわゆるアイスキャンデーの一種です。食品原料の水飴はデンプンを分解して作った液状の糖で、麦芽糖（ぶどう糖が2個結合したもの）、ぶどう糖、デキストリン（ぶどう糖がいくつか結合したもの）などが混じっています。ほぼ透明で、つや出しや水分を保つ働きがあります。古くから使われていて、安全性に問題はありません。

　この製品では、安定剤としてペクチンが使われています。ペクチンは、リンゴやサトウダイコンなどから抽出された粘性のある多糖類です。その由来から安全性は高いと考えられます。動物実験でも、ほとんど毒性は認められていません。

　ただし、ペクチンを10％ふくむえさをラットに2年間食べさせた実験では、体重が対照群に比べて明らかに少なくなっていました。大量投与であったため、こうした影響が出たと考えられます。

スピルリナ青は、ユレモ科スピルリナの全藻より抽出してえられたものです。スピルリナ青を1%ふくむえさをラットに12ヵ月間食べさせた実験では、毒性は認められませんでした。紅花黄は、紅花の花から抽出された黄色い色素です。マウスやラットを使った実験では、毒性は認められていません。

ほかの製品と同様に香料と酸味料が何かは表示されていません。なお、**リキュールにはアルコールがふくまれていますので、アルコールアレルギーの方は、ご注意を！**

それと、やはり乳幼児は食べないほうがよいでしょう。

アイスクリーム

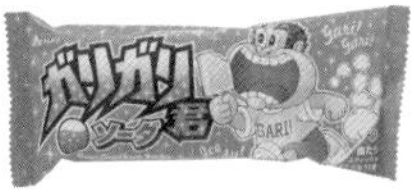

★食品原料 ぶどう糖果糖液糖、砂糖、りんご果汁、ぶどう糖、ライム果汁、水飴、リキュール、食塩

★添加物 香料、安定剤（ペクチン）、着色料（スピルリナ青、紅花黄）、酸味料

★成分（1本113ml あたり）エネルギー70kcal、たんぱく質0g、脂質0g、炭水化物18.5g、ナトリウム19mg

不二家ミルキー

乳化剤が入っているものの信頼できる

●不二家

パッケージには「60 th」とあるので、発売されてから60年くらいたつようです。これだけ長いあいだ販売され続けているということは、それだけ多くの人が「おいしい」と感じ、安全性の面でも信頼されているからでしょう。添加物は、乳化剤のみです。

合成の乳化剤は、ショ糖脂肪酸エステル、グリセリン脂肪酸エステル、ソルビタン脂肪酸エステル、ステアロイル乳酸カルシウム、プロピレングリコール脂肪酸エステル、ポリソルベート20、ポリソルベート60、ポリソルベート65、ポリソルベート80の9品目です。天然のものは、植物レシチンや卵黄レシチンなどがあります。

なお、天然の乳化剤は、大豆から抽出された植物レシチンが使われることが多く、これは安全性に問題はありません。

プロピレングリコール脂肪酸エステルは、プロピレングリコールと脂肪酸を結合させ

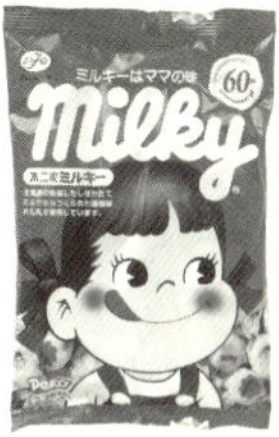

★食品原料 水あめ、加糖練乳、上白糖、植物油脂、食塩

★添加物 乳化剤

★成分（1袋75gあたり）エネルギー285kcal、たんぱく質2.3g、脂質4.0g、炭水化物60.0g、ナトリウム140mg、カルシウム82mg

たものです。**プロピレングリコールは自然界にない化学合成物質で、鶏の受精卵に注入した実験でヒナに小肢症を発生させたというデータがあるので、不安を感じます。**

このほか、ポリソルベート類も自然界にはないもので、ポリソルベート60の原液をマウスに塗った実験で、40～50％の割合で良性の皮膚腫瘍ができました。良性とはいえ、心配な結果です。また、ポリソルベート80を溶かした水をラット20匹に注射した実験では、11匹にがんが発生しました。注射とはいえ、これも心配な結果です。

不二家に乳化剤について問い合わせると「使っているのはグリセリン脂肪酸エステルのみです」という答えでした。これは安全性に問題はありません。

メントス

使われている添加物には不透明感も

●日本クラフトフーズ

　ソフトキャンディをハードキャンディで包み、さらにシュガーコーティングした3層構造になっています。そのため噛むとすぐに潰れてガムのようになり、糖分や酸味料、香料が染み出してきて口内に広がります。

　酸味料は文字どおり酸味を出すために使われ、アジピン酸、クエン酸、コハク酸、乳酸など25品目以上あります。もともと食品にふくまれている酸が多く、それほど毒性の強いものはありませんが、どれをいくつ使っても「酸味料」としか表示されません。

　増粘剤のアラビアガムは、マメ科アラビアゴムノキ、またはその同属植物の分泌液を乾燥してえられたものか、脱塩してえられたものです。**妊娠ウサギにアラビアガムを体重1キログラムあたり0・8g投与した実験では、その大部分が死亡しました。**また、人間では吸入によって喘息や鼻炎をおこすとされます。

ガム・あめ・グミ

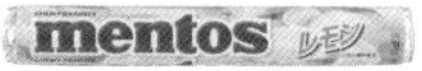

★食品原料 砂糖、水飴、植物油脂、ライスフラワー、濃縮レモン果汁、ライススターチ

★添加物 酸味料、増粘剤（アラビアガム、ジェランガム）、香料、乳化剤、光沢剤、カロチノイド色素

★成分（1製品あたり）エネルギー144kcal、たんぱく質0g、脂質0.8g、炭水化物34.5g、ナトリウム4mg

ジェランガムは、ある種の細菌の培養液から分離してえられた多糖類です。人間に投与する実験が行なわれていますが、異常は認められていません。

光沢剤はつやを出すためのもので、天然添加物のみです。植物や動物からとれる油状物質の「ロウ」がほとんどで、10品目以上あります。動物実験で肝臓に障害をもたらすものなどがありますが、「光沢剤」としか表示されないので、何が使われているのかわかりません。

カロチノイド色素は、トウガラシ色素やニンジンカロチンなどがありますが、ほとんど安全性に問題はありません。ただし、その一つのクチナシ黄色素は、動物実験で下痢や肝臓への悪影響が見られたので、安全とはいえません。

のど飴

のどにはいいが体にはどうか

●ロッテ

「のどによさそうなのでなめている」という人も多いと思います。たしかに、カリンエキスや濃縮カリン果汁などがふくまれ、のどによさそうです。ただし、残念ながら香料やカラメル色素などがふくまれているので、そのよさを打ち消しています。

カラメル色素は茶色い色素なので、あめの微妙な色合いを出すために使っているのでしょう。しかし、それほど必要性があるのでしょうか?

カリンエキスなどで自然な色がついているでしょうし、口のなかに入れてしまえば色はあまり関係ないと思うのですが……。

カラメル色素は天然着色料の一種で、カラメルⅠ、カラメルⅡ、カラメルⅢ、カラメルⅣの4種類があります。カラメルⅢとカラメルⅣはいずれもアンモニウム化合物が原料に使われているものです。

ガム・あめ・グミ

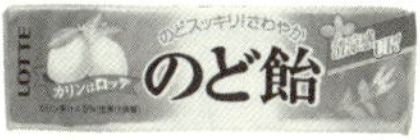

★食品原料 砂糖、水あめ、ハーブエキス、濃縮カリン果汁、モルトエキス、カリンエキス

★添加物 香料、カラメル色素、乳化剤、調味料（アミノ酸）

★アレルギー表示 原材料の一部に大豆を含む

★成分（1パックあたり）エネルギー233kcal、たんぱく質0g、脂質0g、炭水化物57.9g、ナトリウム5mg

２０１１年２月、アメリカの消費者団体が、「**米政府による動物実験で、アンモニウム化合物を加えて製造されるカラメル色素に発がん性が報告されている**」として、米食品医薬品局（ＦＤＡ）に使用禁止を求める請願書を提出しました。第１章でも紹介しましたが、今後は日本でもその安全性をめぐって論議が交わされるでしょう。

乳化剤と香料は、具体的に何が使われているのかわかりません。調味料（アミノ酸）は、【味の素】の主成分のＬ－グルタミン酸ナトリウム（【せんべい】と【柿ピー】を参照）に間違いないでしょう。Ｌ－グルタミン酸ナトリウムは、アミノ酸系の調味料の代表格で、数多くの食品の味つけに使われています。

ポテトチップス

無難に【のり塩】を

●湖池屋

「おやつにもつまみにも最適」ということで人気のあるポテトチップス。湖池屋とカルビーの製品が代表的です。【のり塩】【コンソメ】【ガーリック】などたくさんの種類が出ています。

ポテトチップスは主に三つの注意すべき点があります。まず添加物が多いこと。次に油で揚げてあるので過酸化脂質ができていること。そしてカロリーと塩分が多いことです。ただし、添加物の数は種類によって違いがあります。

湖池屋の【のり塩】は、「調味料（アミノ酸等）」だけですが、同社の【リッチコンソメ】は「調味料（アミノ酸等）、香料、酸味料、パプリカ色素、甘味料（ステビア、カンゾウ）、香辛料抽出物」と多いのです。添加物が多い製品を食べると、口内や胃の粘膜が刺激されて、人によっては気持ちが悪くなったり、胃が痛んだり、重苦しくなったり、張った感じになります。いわゆる胃部不快感です。

また、下腹に鈍痛を感じることがあります。心配な人は【のり塩】など添加物の少ない製品を選んでください。

ポテトチップスは必ず油で揚げてあるので、どうしても脂肪が酸化して、過酸化脂質ができてしまいます。これは油の宿命です。**過酸化脂質は有害で、動物に大量に食べさせると死んでしまいます。**人間でも胃部不快感や下痢をひきおこすことがあります。したがって、胃腸がデリケートな人は、注意してください。

油を使っているのでカロリーが高く、塩分も多いため、1袋を1日で食べると、カロリーと塩分のとりすぎになる可能性があります。この点もご注意を！

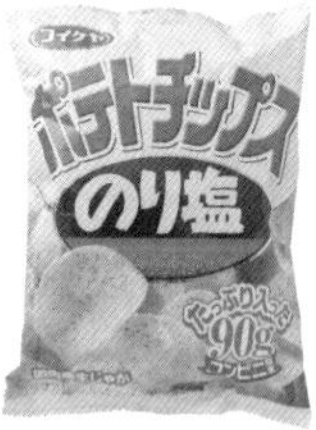

★食品原料 馬鈴薯（遺伝子組換えでない）、植物油、食塩、青のり、唐辛子

★添加物 調味料（アミノ酸等）

★成分（1袋90g あたり）エネルギー495kcal、たんぱく質4.1g、脂質30.5g、炭水化物51.1g、ナトリウム429mg

じゃがりこ

油で揚げた宿命からは逃れられない

●カルビー

「じゃがいも（遺伝子組換えでない）」と表示されています。実はアメリカでは、遺伝子組み換えによって、害虫に食われにくいじゃがいもが栽培されているのです。日本にも、この手のじゃがいもが輸入されている可能性があります。そこで、遺伝子組み換えでないものを原料にしていることを強調しているのです。遺伝子組み換えじゃがいもの栽培はまだ少ないので、信用していいでしょう。

デキストリンは、ぶどう糖がいくつも結合したものであり、安全性に問題はありません。添加物のカゼインNaは、牛乳にふくまれるたんぱく質の一種のカゼインに、ナトリウムを結合させたものです。糊料として、すなわち粉状の原料をくっつけて棒の形にするのに使われています。大量に使われない限り、問題ありません。

調味料（アミノ酸等）は、L－グルタミン酸Naにほかの調味料を加えたものと考えられます（【せんべい】と【柿ピー】を参照）。

乳化剤は「大豆を含む」とありますが、カルビーによると「大豆のレシチンのほかに、グリセリン脂肪酸エステル、ショ糖脂肪酸エステル、プロピレングリコール脂肪酸エステルを使っています」とのことでした。乳化剤については、【ミニバウム】と【不二家ミルキー】を参照してください。

植物油で揚げているので、どうしても油が酸化して有害な過酸化脂質ができてしまいます。それを防ぐために、酸化防止剤のV・C（ビタミンC）とV・E（ビタミンE）が添加されています。安全性に問題はありませんが、酸化を完全には防げません。

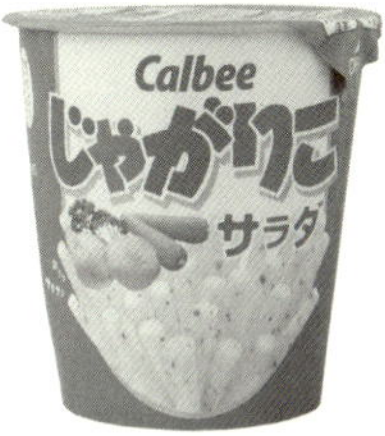

★食品原料 じゃがいも（遺伝子組換えでない）、植物油、脱脂粉乳、食塩、にんじん、水あめ、デキストリン、パセリ、香辛料、砂糖

★添加物 乳化剤（大豆を含む）、カゼインNa、調味料（アミノ酸等）、酸化防止剤（V.C、V.E）、香料

★成分（1カップ60gあたり）エネルギー298kcal、たんぱく質4.0g、脂質14.4g、炭水化物38.0g、ナトリウム277mg（食塩相当量0.7g）

ベビースターラーメン

胃もたれの原因は油と添加物にある

●おやつカンパニー

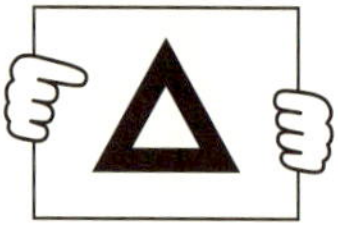

子どものおやつの定番ですね。お父さんのビールのおつまみにもなります。タール色素や合成甘味料など危険性の高い添加物は使われていないのですが、「ミート調味エキス」「ミート調味パウダー」「酵母エキスパウダー」など、よくわからない原材料が使われています。

おやつカンパニーによると「ミート調味エキスは、豚肉や鶏肉に圧力をかけて抽出したエキスで、ミート調味パウダーは、それを粉末にしたものです。酵母エキスパウダーは、食用の酵母などのエキスを粉末にしたもので、こくを出すために使っています」といいます。

そのほか、たんぱく加水分解物は、食肉や大豆などのたんぱく質を、酵素あるいは酸で分解したものです。各種アミノ酸やアミノ酸がいくつか結合したもので、味つけに使われています。

ただし、塩酸で分解した場合、微量の塩素化合物ができる場合があり、それが問題との指摘があります。しかし、胃液の主成分は塩酸であり、毎日胃のなかでたんぱく質が塩酸で分解されているわけで、「これも危険だ」とはいえないはずです。ちなみに、同社によると「塩酸で分解したものです」とのことでした。

めんを油で揚げてあるので、油が酸化して有害な過酸化脂質ができている心配があります。酸化防止剤のビタミンEで防いでいますが、完全に防ぐことはできません。

「ベビースターラーメンを食べたら、胃がもたれた」という人もいると思います。過酸化脂質ができていて、それが添加物とともに胃粘膜を刺激したためと考えられます。

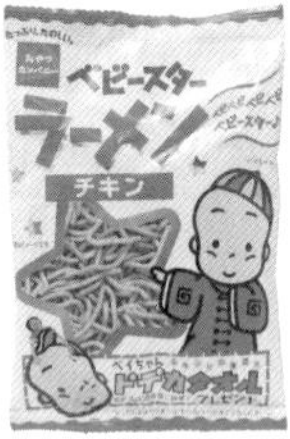

★食品原料 小麦粉、植物油脂、しょうゆ、砂糖、食塩、チキンエキス、たんぱく加水分解物、ミート調味エキス、ミート調味パウダー、酵母エキスパウダー

★添加物 加工でんぷん、調味料（アミノ酸等）、酸化防止剤（ビタミンE）

★アレルギー表示 原材料の一部に豚肉、ゼラチンを含む

★成分（1袋39gあたり）エネルギー200kcal、たんぱく質3.4g、脂質9.8g、炭水化物24.5g、ナトリウム377mg（食塩相当量0.96g）

カール

実は油を使っていない良心さ

●明治

この製品は油で揚げていません。コーンなどに水を加えてドロドロの状態にし、それを特殊な機械で穴から押し出すと、あのぷっくりした独特の形になり、それを乾燥させて植物油と調味料を吹きつけて作っているのです。

したがって、油で揚げた製品に比べて過酸化脂質ができにくく、酸化防止剤も添加されていません。

なお、ホエイパウダーは、牛乳の水溶成分である乳清（ホエイ）を粉末化したもので、安全性に問題はありません。

セルロースは、トウモロコシやサツマイモなどからえたもので、一般飲食物添加物です。一般飲食物添加物とは、食品として利用されているもの、あるいはそれから特定の成分をとり出し、添加物の目的で使うものです。ふだん私たちが食べているものからできているので、安全性に問題はありません。パプリカ色素は、トウガラシの実から抽出された赤い色素です。これも安心できる添加物です。

このほか、卵殻Caは、2種類あります。一つは、卵殻を殺菌、乾燥させて粉末にしたもの。主成分は炭酸Caであり、安全性に問題はありません。もう一つは、卵殻を焼成してえられたもので、主成分は酸化Ca。**誤飲すると口内や食道、胃などがただれたりしますが、食品に微量を加えた程度なら大丈夫でしょう。**

甘草は、マメ科のカンゾウ（甘草）の根茎から抽出した甘味成分で、漢方薬としても使われています。安全性に問題はありません。

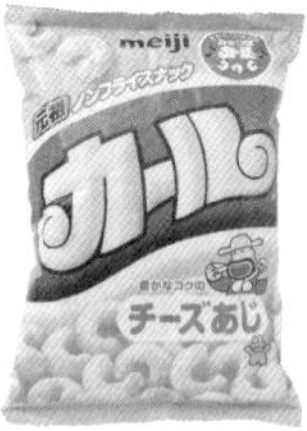

★食品原料 コーン、植物油脂、チーズパウダー、砂糖、食塩、乳糖、ホエイパウダー、たんぱく加水分解物、脱脂粉乳、魚介エキスパウダー（かに・えびを含む）、バターミルクパウダー、香味油、酵母エキスパウダー、粉末しょうゆ（小麦を含む）、香辛料、粉末バター

★添加物 セルロース、香料、調味料（アミノ酸等）、パプリカ色素、卵殻カルシウム、甘味料（甘草）

★成分（1袋72gあたり）エネルギー384kcal、たんぱく質4.8kcal、脂質20.7g、炭水化物44.5g、ナトリウム400mg（食塩相当量1.0g）

とんがりコーン
カラメル色素が不安

●ハウス食品

独特のカリカリ感のある食品で「その歯触りが好き」という人も多いと思います。パッケージには「米国ゼネラルミルズ社との技術提携によっておいしく仕あげたスナック」とあり、植物油脂で独特の形に揚げてあります。なお、しょう油シーズニングとは、しょう油を加工した調味料のことです。

油が酸化して過酸化脂質ができるため、ビタミンEを添加して酸化を防いでいます。ビタミンEの安全性に問題はありません。ただし、それほど酸化防止力が強いわけではありません。このほか、調味料（無機塩等）、天然着色料のカラメル色素、膨張剤の重曹（炭酸水素Na）、香料などが使われています。

調味料の無機塩は、塩化K（カリウム）、リン酸三K、リン酸三Naなど7品目あって、6品目はリン酸塩です。いずれも毒性はそれほどありません。

ただし、リン酸をとりすぎると、カルシウムの吸収が悪くなって、骨が弱くなる可能性があります。なお「無機塩等」の「等」とは、無機塩以外にも、アミノ酸や核酸などの調味料も使っているという意味です。

カラメル色素は天然着色料の一種で、カラメルⅠ、カラメルⅡ、カラメルⅢ、カラメルⅣの4種類があります。カラメルⅢとカラメルⅣはアンモニウム化合物が原料に使われていて、米政府による動物実験で発がん性の疑いが持たれています。しかし、これら4種類のどれが使われても、「カラメル色素」あるいは「カラメル」としか表示されません。

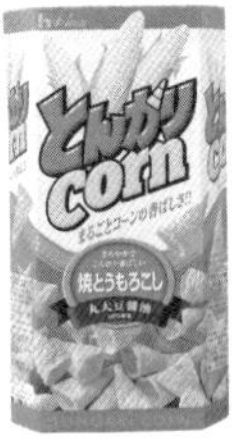

★食品原料 とうもろこし、植物油脂、砂糖、しょう油シーズニング、粉末しょう油、食塩、たん白加水分解物

★添加物 調味料（無機塩等）、重曹、カラメル色素、香料、酸化防止剤（ビタミンE）

★アレルギー表示 原材料の一部に乳成分、小麦、鶏肉、豚肉を含む

★成分（1箱75g）エネルギー406kcal、たんぱく質4.0g、脂質22.8g、炭水化物46.2g、ナトリウム440mg（食塩相当量1.1g）

厚焼しょうゆ せんべい

調味料に一抹の不安が潜む

●金吾堂製菓

せんべいは、いうまでもなく日本の伝統的なお菓子です。亀田製菓や越後製菓などの大手のほか、多くの地方の中小メーカーからも製品が出ています。大手、中小に関係なく、ほとんどの製品に使われている添加物が「調味料（アミノ酸等）」です。

調味料は、味つけの目的で使われるもので、アミノ酸、核酸、有機酸、無機塩の４種類があります。アミノ酸の代表格は、なんといってもＬ－グルタミン酸Na（こんぶのうまみ成分）です。いわずと知れた【味の素】の主成分です。食品にＬ－グルタミン酸Naを使った場合、「調味料（アミノ酸）」という表示になります。別のアミノ酸系の添加物を使った場合も、同じ表示になります。

核酸の代表格は、イノシン酸Na（かつおぶしのうまみ成分）で、それが使われると「調味料（核酸）」という表示に。このほか、有機酸や無機塩の添加物が使われた場合は

「調味料（有機酸）」「調味料（無機塩）」という表示に。なお「調味料（アミノ酸等）」と「等」がついている場合は、L－グルタミン酸Na以外に核酸系などの添加物が使われていることを意味します。

ちなみに【味の素】は、L－グルタミン酸Naに微量の核酸系のものが使われています。そのため、【味の素】を使った場合は「調味料（アミノ酸等）」という表示になります。

せんべいには、さらにカラメル色素を使った製品がとても多くなっています。**カラメル色素などが加わったせんべいを食べると、塩分が多いこともあってか、胃の粘膜がけっこう刺激されて、胃部不快感に陥ることがあります。**

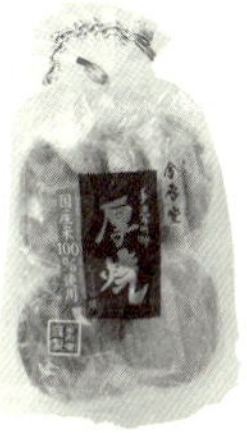

★食品原料 うるち米（国産）、しょうゆ（大豆・小麦を含む）、砂糖、コンブエキス、デキストリン、ばれいしょでん粉

★添加物 調味料（アミノ酸等）

★成分（1袋8枚あたり）エネルギー561kcal、たんぱく質11.7g、脂質1.6g、炭水化物125g、ナトリウム1.13g（食塩相当量2.87g）

柿ピー

アメリカで事件をおこした調味料入り

●でん六

「お酒には【柿ピー】が一番だよ」というお父さんは多いと思いますが、ここにも調味料（アミノ酸等）の表示があります。

調味料（アミノ酸等）は、L－グルタミン酸Naを主体としたものです。L－グルタミン酸Naは、1908年にこんぶから発見されたうまみ成分で、その後、化学的に合成されるようになり、今は発酵によって作られています。こんぶにふくまれる成分ですから、毒性はそれほどありません。したがって、**適量を使っている分には問題ないのですが、使いすぎる傾向があり、それが問題**になっています。

1968年、アメリカのボストン近郊の中華料理店である事件がおこりました。その店のワンタンスープを飲んでいた人たちが、顔面や首、腕にかけての灼熱《しゃくねつ》感やしびれ感、さらに動悸やめまい、全身のだるさなどを訴えたのです。そこで、調査が行なわれて、ワンタンスープに入れられていた多量のL－グルタミン酸Naが原因とされたのです。なお、この症状は〝中華料理店症候群〟と名づけられました。

みなさんも、カップラーメンなどを食べたとき、腕から背中あたりにかけて熱くなるような感じ、つまり灼熱感を感じたことがないでしょうか？

おそらく、L－グルタミン酸Naやその他の添加物が、大量に吸収された結果おこったものと考えられます。

柿の種には、調味料（アミノ酸等）のほか、カラメル色素などが使われており、塩分も多いので、胃が敏感な人は刺激を受けることがあります。注意してください。

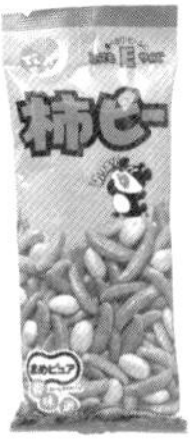

★食品原料 ピーナッツ、澱粉、米（国産）、しょう油、植物油脂、砂糖、デキストリン、食塩、かつおエキス、香辛料

★添加物 加工でん粉、調味料（アミノ酸等）、着色料（カラメル、カロチノイド、紅こうじ）、香辛料抽出物

★アレルギー表示 原材料の一部に小麦、大豆を含む

★成分（1袋85gあたり）エネルギー403kcal、たんぱく質10.5g、脂質15.7g、炭水化物54.8g、ナトリウム350mg

バランスアップ クリーム玄米ブラン

香料とショートニングが余計

●アサヒフードアンドヘルスケア

この製品には、ビタミンE（V・E）やビタミンB_6（V・B_6）、ビタミンB_2（V・B_2）など7種類のビタミンが強化されています。いずれも添加物ですが、栄養強化剤（強化剤）であり、通常の添加物とは違います。

一般に添加物は、保存性を高めたり、酸化を防いだり、加工をしやすくするなど、業者にとってメリットになるものです。反面、安全性に問題があるものが少なくありません。一方、栄養強化剤は、ビタミン、ミネラル、アミノ酸を補給するもので、消費者にとってメリットになるものです。もともと食品にふくまれる栄養素であったり、その誘導体であるので、安全性に問題はほとんどありません。

この製品で気になるのは、香料が入っていることです。合成香料のなかには毒性の強いものがありますが「香料」としか表示されないので、何が使われているのかわかりま

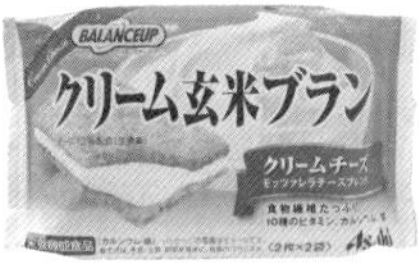

★食品原料 小麦粉、ショートニング、オールブラン（小麦外皮、砂糖、その他）、砂糖、ブランフレーク（米、全粒小麦、砂糖、小麦外皮、その他）、全卵、チーズパウダー（クリームチーズパウダー84%、モッツァレラチーズパウダー16%）、玄米粉、乳糖、食塩、チーズフード、サワークリームエキスパウダー

★添加物 卵殻Ca、セルロース、炭酸Mg、香料、乳化剤（大豆由来）、ピロリン酸第二鉄、酸味料、V.E、ナイアシン、酸化防止剤（V.E）、パントテン酸Ca、V.B_6、V.B_2、V.B_1、V.A、葉酸、V.D、V.B_{12}

★成分（1袋2枚36gあたり）エネルギー184kcal、たんぱく質3.0g、脂質11g、糖質17g、食物繊維2.6g、ナトリウム138mg、カルシウム238mg、鉄2.5mg（以下、略）

せん。

それから、ショートニングが使われているのも気になります。ショートニングには、「悪玉脂肪」のトランス脂肪酸が平均で約14％ふくまれています。仮に脂質11gがすべてショートニングだとすると、約1・54gのトランス脂肪酸がふくまれます。**WHO（世界保健機関）では、1日のトランス脂肪酸の量を総エネルギーの1％未満にすべきと勧告しています。**この製品もふくめて1日に2000kcal摂取したとすると、トランス脂肪酸の量は総エネルギーの0・7％となります。

この製品には【ブルーベリー】や【カカオ】など全部で8種類ありますが、香料とショートニングは全種類に使われています。

ソイジョイ
スナックバーとしては及第点か

●大塚製薬

　一時期テレビで盛んに宣伝されていたので、知らない人は少ないでしょう。小麦粉の代わりに大豆を使っていて、大豆の栄養素がふくまれるというのがウリです。【レーズンアーモンド】【カカオオレンジ】など全部で12種類ありますが、いずれにも「難消化性デキストリン」が入っています。
　デキストリンとは、ぶどう糖が結合したもので、それが胃や腸で消化されない形になったものが難消化性デキストリンです。食物繊維の一種で、糖の吸収をおさえて、血糖値の急上昇をおさえる働きがあります。ただし消化されないため、一度に大量に摂取すると下痢をおこすことがあります。
　前の【バランスアップ】を見てもわかるように、この類のスナックバーには添加物が多く使われていますが、【ソイジョイ】に使われているのは香料くらいです。しかも、においの弱いもので刺激性はありません。また、ショートニングもふくまれません。その点、ほかのスナックバーに比べて、比較的安心して食べることができます。

栄養的には、たんぱく質と食物繊維が比較的多くふくまれています。いずれの種類にも、1本あたりたんぱく質（大人の1日所要量は55～70g）が4・1～4・8g、食物繊維（同じく20～25g）が3・1～3・4gふくまれています。

なお、大豆イソフラボンは女性ホルモンに似た化学構造の植物性物質で、骨粗しょう症を予防したり、更年期障害を軽くしたりするといわれています。ただし、**とりすぎるとがんを促進する可能性がある**ため、1日の上限値は70～75mgです。

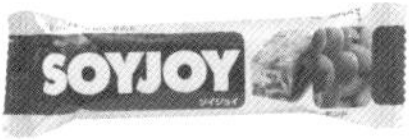

★食品原料 大豆粉（遺伝子組換えでない）、レーズン、砂糖、バター、アーモンド、卵、難消化性デキストリン、パパイヤ、パイナップル、クランベリー、カカオマス、食塩、チーズ

★添加物 香料

★成分（1本30gあたり）エネルギー136kcal、タンパク質4.5g、脂質7.2g、糖質11.7g、食物繊維3.3g、ナトリウム35～75mg、大豆イソフラボン14mg

カロリーメイト

結構よくわからない添加物が多い

●大塚製薬

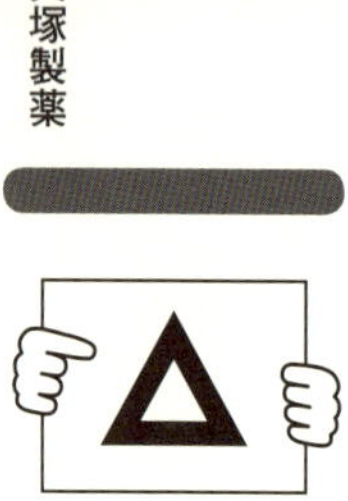

栄養調整食品の走りといえる製品です。カルシウムや鉄、マグネシウムなどのミネラル、およびビタミンA、B_1、B_2、C、D、Eなどの各種ビタミンをバランスよくふくんでいるのが特徴です。ただし、これらの栄養素は添加物によって強化されたものではなく、食品原料にもともとふくまれているものです。

加工でん粉は、でん粉を酸化させたり（酸化デンプン）、酢酸と結合させたり（酢酸デンプン）、リン酸と結合させる（リン酸化デンプン）など全部で11品目もあります。内閣府の食品安全委員会は「安全性に懸念がないと考えられ、1日摂取許容量を特定する必要はない」と判断しています。しかし、発がん性や生殖毒性などのデータがないものも多く、わからないことが多いのです。

カロチノイド色素は、動植物にふくまれる黄、だいだい、赤を示す色素の総称で、トマト色素、パプリカ色素（トウガラシ色素）、オレンジ色素、β－カロテンなど多くの種類があります。もともと食品にふくまれる色素を抽出したものが多いので、安全性に問題はそれほどありません。

しかし、クチナシ黄色素（ラットに経口投与した実験で、下痢、肝臓から出血、肝細胞の壊死が観察された）など一部に問題があります。ただし、「カロテノイド色素」としか表示されない場合があります。

炭酸マグネシウムは、制酸薬としても使われていて、毒性はほとんどないと考えられます。

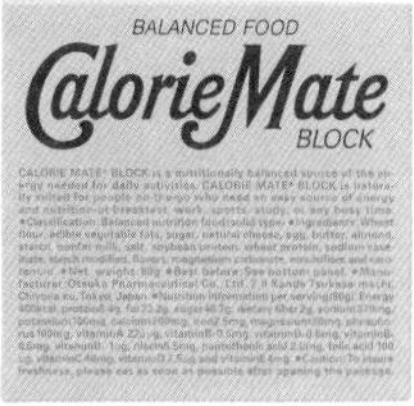

★食品原料 小麦粉、食用油脂、砂糖、ナチュラルチーズ、卵、バター、アーモンド、でん粉、脱脂粉乳、食塩、大豆タンパク、小麦タンパク

★添加物 カゼインナトリウム、加工でん粉、香料、炭酸マグネシウム、乳化剤、カロチノイド色素

★成分（4本・80gあたり）エネルギー400kcal、タンパク質8.4g、脂質22.2g、糖質40.7g、食物繊維2g、ナトリウム370mg、カリウム100mg、カルシウム200mg、鉄2.5mg（以下、略）

ホワイトマシュマロ

意外に良心的な製品

●エイワ

「ふんわりして甘いから好き」ということで、女性や子どもに人気のマシュマロ。ふんわりさせるためにいろいろ添加物が使われているのかと思いきや、意外に少ないのです。この製品は香料のみです。

水飴とは、穀類やイモ類などにふくまれるデンプンを酵素（アミラーゼなど）で分解した粘液状の甘味料です。酸や熱によってデンプンを分解して作る方法もあります。主な成分は麦芽糖で、ほかにぶどう糖やデキストリンもふくまれます。甘味のほかに乾燥を防いだり、つやを出す働きもあります。安全性は高く、食品に分類されています。

ゼラチンは、コラーゲンを分解したものです。最近、「コラーゲンは肌を美しくする」ということで女性に大人気ですが、パウダーやドリンクなどに使われているのはコラーゲンを分解したもの、すなわちゼラチンとほぼ同じものです。

その他

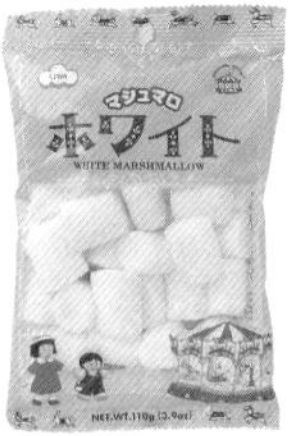

★食品原料 水飴、砂糖、ゼラチン、コーンスターチ（遺伝子組換えでない）、大豆たんぱく（遺伝子組換えでない）

★添加物 香料

★成分（100gあたり）エネルギー337kcal、たんぱく質3.3g、脂質0.2g、炭水化物80.4g、ナトリウム17mg

ゼラチンを食べると、体内で分解されて、それが皮膚や血管、軟骨などを形成するコラーゲンの原料となることが期待されます。ただし、アレルギーの人は注意してください。

ちなみに、コーンスターチは、とうもろこしから作ったデンプンです。大豆たんぱくは、大豆から抽出したたんぱく質です。とうもろこしと大豆については、第4章を参考にしてください。

添加物の香料については、さんざんのべてきたので、ここでは省略します。

そばぼうろ

正直な企業姿勢には共感したい

●平和製菓

千葉県内の菓子専門店で、興味深い製品を見つけました。平和製菓（京都市）が製造する蕎麦ぼうろです。小麦粉やそば粉、卵などを混ぜて水で練り、それを焼き上げたものです。多少ふっくらとさせるために膨張剤が使われているのですが、きちんと物質名が表示されているのです。通常は「膨張剤」という一括名しか表示されないので、これはとても珍しいことなのです。

食品添加物は、原則的にはすべて物質名を表示することになっています。ところが、それを行なうとなると、表示しきれなくなる、あるいは消費者に敬遠されるなどの理由で、膨張剤、香料、乳化剤などといった「一括名」が認められているのです。

一括名が認められた添加物は、どれをいくつ使っても「膨張剤」などと表示すればよいことになっています。こうしたものは、ほかに調味料、酸味料、pH調整剤、イースト

その他

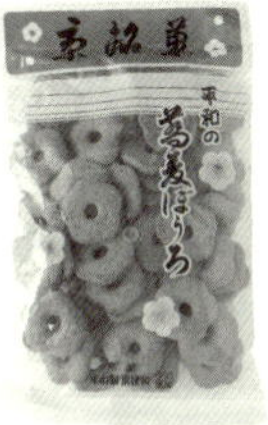

★食品原料 小麦粉、砂糖、鶏卵、そば粉

★添加物 膨張剤（炭酸水素ナトリウム、炭酸水素アンモニウム）

★成分（100g あたり）エネルギー 398kcal、たんぱく質8.6g、脂質2.4g、炭水化物85.4g、ナトリウム150mg

フード、ガムベースなど多く、大半の添加物はこれらに当てはまるため、物質名が表示されていないケースがひじょうに多いのです。

ただし、一括名はいわば特例であり、メーカーの判断で物質名を表示してもかまわないのです。ところが、実際にはそうした例はほとんどありません。したがって、この製品のように膨張剤が物質名で表示されているケースは極めて珍しいのです。

炭酸水素ナトリウム（重曹）は、胃腸薬にも使われています。毒性はそれほど強くありませんが、これを使ったお菓子を食べると、口に違和感を覚えます。炭酸水素アンモニウムは、毒性となるような問題点は認められていません。

都こんぶ

ステビアの安全性は不確か

●中野物産

「あの酸っぱさと歯ごたえが好き」という人が多く、根強い人気のあるこの製品。駅売店で売られているのをよく見かけます。なお、発酵調味料とは、みりん風調味料のことです。

甘味料のステビア抽出物は、南米原産のキク科・ステビアの葉より熱水で抽出され、精製してえられたものです。主な甘味成分は、ステビオール配糖体。ステビアは南米では１００年以上前から甘味料として使われてきました。しかし、不妊・避妊作用があるといわれ、妊娠障害をおこすとの指摘があります。一方で、妊娠障害をおこさないという動物実験のデータもあって、長らく安全性論争が続いています。

ＥＵ委員会でステビアの使用を承認していないとは先述しましたが、その後ＥＦＳＡ（欧州食品安全機関。ＥＵ委員会などに助言を行なう機関）が２０１０年４月、ステビオール配糖体の安全性を評価し、１日摂取許容量を体重１kgあたり４mgとしました。しかし、EU委員会は２０１１年11月上旬の時点で、まだステビアの使用を承認していません。ちなみに、キク科の植物にアレルギーをおこす人は注意したほうがよいとの指摘もあります。

ということで、安全性論争は今も続行中であり、なかなか安全とも危険ともいえない状態になっています。**消費者からすれば「怪しきものは使わず」という立場で、できるだけ使わないようにしてもらいたいものです。**

なお、同社の【都こんぶ・梅酢】には、合成甘味料のアセスルファムKが使われているので、注意してください。

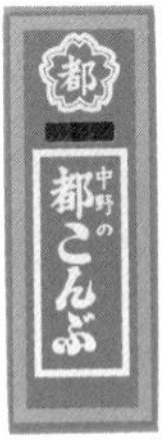

★食品原料 昆布（北海道産）、醸造酢、かつおエキス、発酵調味料、たん白加水分解物（大豆）

★添加物 調味料（アミノ酸等）、ソルビット、酸味料、甘味料（ステビア抽出物）

★成分（1箱15gあたり）エネルギー27kcal、たんぱく質3.3g、脂質0.1g、糖質2.3g、食物繊維2.0g、ナトリウム233mg、カルシウム36mg

機能性ディスペプシアと添加物

「最近、胃もたれがひどい」あるいは「胃痛が続く」ということはありませんか？　それはもしかすると、添加物が原因しているのかもしれません。

２０１１年２月24日付の朝日新聞に「『異常なし』、でも胃が痛い」というタイトルで、興味深い記事が載っていました。最近、検査では異常がないのに、胃もたれや胃痛が続くという人が多いというのです。

東京都の会社員の女性（28歳）は10年あまり胃の不調に悩んできたといいます。すぐに満腹を感じ、胃もたれがひどく、食欲がなく憂鬱《ゆううつ》で体重は10kg以上減ったといいます。

これは「機能性ディスペプシア（機能性胃腸症）」といわれ、原因がはっきりしていないが、胃の運動機能異常や刺激に対する胃粘膜の知覚過敏、胃酸の分泌異常などが複雑にからんでおこるのではと考えられています。

私はピンときました。「これは添加物が原因ではないか」と。なぜなら、添加物の多い食品を食べたときにおこる症状にそっくりだからです。市販の菓子パンやケーキなどを食べると、胃が刺激されてピリピリと痛み、胃もたれがします。また、胃が張るような膨満感に襲われますが、これは人によっては満腹感と感じるでしょう。

column 2

機能性ディスペプシアは、欧米では80年代、日本では90年代に注目され始めたといいます。国際的な診断基準があり、「つらいと感じる食後のもたれ感」「早期飽満感（すぐに満腹になる感じ）」「心窩部痛《しんか》（みぞおちの痛み）」「心窩部灼熱感（みぞおちの焼ける感じ）」のうち、どれか一つが当てはまるケースが、そうです。

いずれも、添加物の多い食品を食べた際に感じられる症状とそっくりなのです。日本人の場合、成人1万人のうち14％が、これらの症状を日常的に経験していたといいます。

そんな人に提案したいと思います。「一度添加物をふくまない食品を食べてみてください」と。いや、一度ではわからないかもしれないので、何回か続けてみてください。そして、添加物の多い食品を食べたときと比べてみてください。おそらく、添加物のない食品を食べたときには、胃もたれやすぐの満腹感を感じることはないのではないでしょうか？

お医者さんは、添加物の害をあまり問題にしません。厚生労働省が安全と判断しているからでしょう。しかし、それはあまりあてになりません。したがって、自分でよく判断するしかないのです。

第3章

買ってもいいお菓子

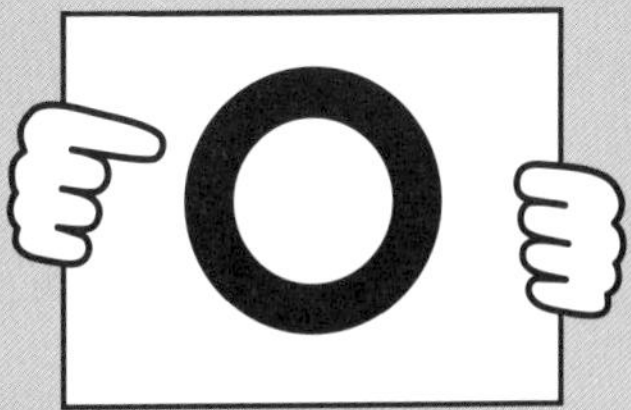

石窯レーズン&くるみ

天然酵母の本格派

●タカキベーカリー

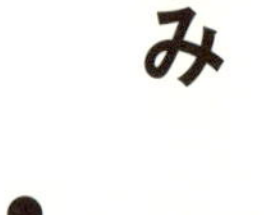

たいていの菓子パンには、乳化剤やイーストフードが使われています。また、香料はほとんどすべての菓子パンに使われています。ところが、この製品には、それらが一切使われていません。その点では、とても珍しい製品です。なお、食品原料のサワー種は天然酵母の一種、モルトは麦芽のことです。

ビタミンCは、小麦粉改良剤として使われています。パン生地のグルテンの構造を強くすることによって、酵母が作りだす炭酸ガスの保持力を高めます。イーストフードを使っていないので、ずっしりと重い、しっかりしたパンに仕上がっています。パン本来の味と噛みごたえがあります。

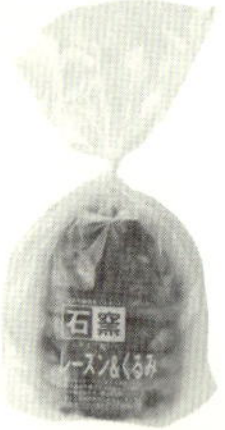

★食品原料 小麦粉、レーズン、くるみ、サワー種、オリーブ油、還元水飴、粗塩、ライ麦粉、パン酵母、モルト

★添加物 ビタミンC

★成分（100gあたり）エネルギー314kcal、たんぱく質7.8g、脂質10.0g、炭水化物49.5g、ナトリウム290mg（食塩相当量0.7g）

長崎かすてら

膨張剤を使っていない自然な口当たり

●スイートファクトリー

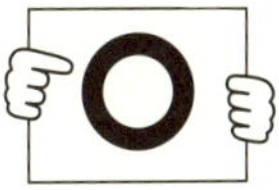

カステラは、おやつにも食事代わりにもなるので便利です。ただ、膨張剤を使った製品が多く、パサパサしていて、口に違和感を覚えることがあります。ところが、この製品には添加物が使われていないので、しっとりしていて、自然な甘さで、口に違和感がありません。

「カロリーが多いのでは？」と心配する人もいるかもしれませんが、1包装あたり151kcalなので、それほど高くはありません。たんぱく質を3・1gふくんでいます。

ちなみに、たんぱく質の1日所要量は、成人女性が55g、成人男性が70gです。ただ、保存のためにアルコールが封入されているので、封を切った際に多少臭いのすることがあります。なお、井村屋の【カステラ】も添加物は使われていません。

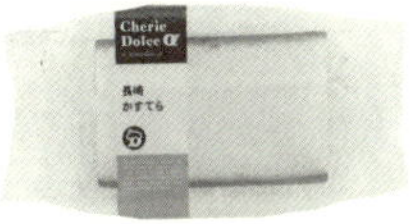

★食品原料 鶏卵、砂糖、小麦粉、水飴、蜂蜜、ザラメ糖、米飴

★添加物 なし

★成分（1包装あたり）エネルギー 151kcal、たんぱく質3.1g、脂質2.0g、炭水化物30.3g、ナトリウム31mg

大福

縁の下の力持ち「オリゴ糖」

●米屋

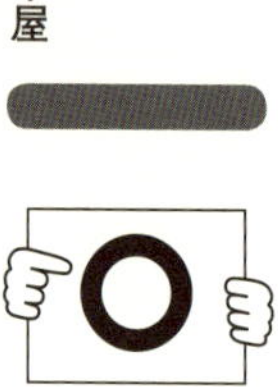

マルトオリゴ糖とは、聞きなれない糖ですね。ぶどう糖が2〜10個結合したもので、デンプンから作られています。甘味は砂糖の約30％で、オリゴ糖ですが、消化・吸収されます。デンプンやたんぱく質の変性を防ぐ働きがあります。

トレハロースは天然添加物の一種。麦芽糖を酵素で処理するか、酵母などから抽出したものを酵素処理してえられます。**ぶどう糖が二つ結合した二糖類で、きのこやエビなどにもふくまれているので安全性に問題はありません。**甘味を出すとともに乾燥を防ぐ働きがあります。

大福のもちが、時間が経っても固くならないのは、トレハロースやマルトオリゴ糖の働きがあるからと考えられます。

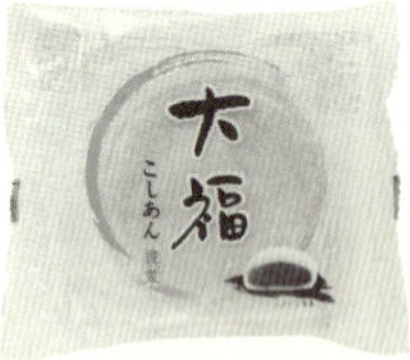

★食品原料 小豆餡、もち粉、麦芽糖、マルトオリゴ糖、砂糖、澱粉

★添加物 トレハロース

★成分（1個あたり）エネルギー259kcal、たん白質2.8g、脂質0.2g、炭水化物61.4g、ナトリウム4mg

ようかん本煉

安全な甘味料を使用

●山崎製パン

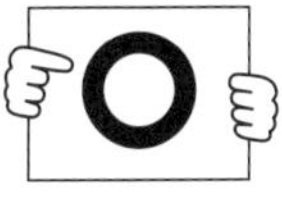

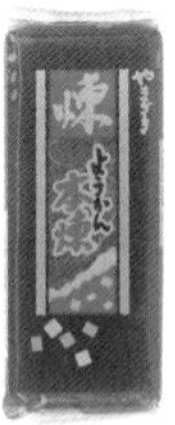

★食品原料 砂糖、小豆、水あめ、寒天

★添加物 ソルビット

★成分 表示なし

山崎製パンの製品は添加物をたくさん使ったものが多いのですが、これはソルビット(ソルビトール)のみです。ソルビットは、もともとナシやリンゴなどにふくまれる糖アルコールで、安全性に問題はありません。ショ糖(砂糖)の60%程度の甘味を持っています。**ただし、1日に50g以上摂取すると下痢をおこすことがあります。**

なお、井村屋の【煉ようかん】の原材料は「砂糖、生あん、水あめ、寒天、食塩」、米屋の【煉ようかん】は「砂糖、小豆餡、還元水飴、寒天」で、添加物は使われていません。

値段は山崎製パンの製品のほうが、ずっと安くなっています。あなたは、安さを選びますか、それとも無添加を選びますか?

なめらか水ようかん

夏におすすめの水ようかん

●米屋

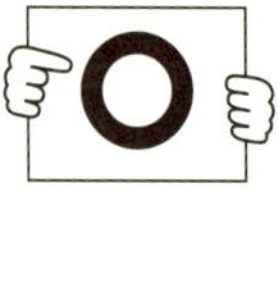

夏になると「冷たい水ようかんが食べたくなる」という人も多いと思います。暑くなると食欲がなくなり、夏バテにつながります。そんなとき、手軽に食べられるのが水ようかんです。**この製品のように、添加物を使っていないものがいいですね。**

水ようかんには、カリウムやマグネシウム、鉄などのミネラルもふくまれています。カロリーを心配する人もいると思いますが、1個で135kcalなので、1日に1個食べてもとりすぎることはありません。

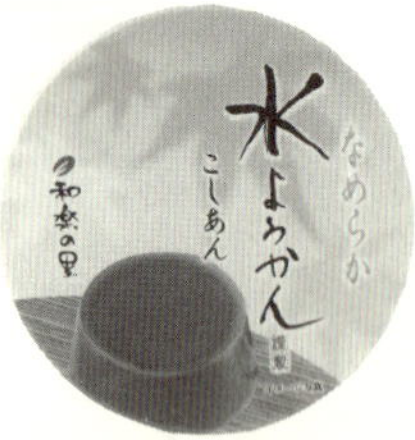

★食品原料 小豆餡、砂糖、還元水飴、寒天、葛粉、食塩

★添加物 なし

★成分（1個83gあたり）エネルギー135kcal、たんぱく質1.8g、脂質0.1g、炭水化物31.6g、ナトリウム31mg

なお、還元水飴とは、デンプンを分解してできた麦芽糖に水素を結合させた糖アルコールで、安全性に問題はありません。

あん玉 大納言

食べすぎなければ優良なお菓子

●佐藤製菓

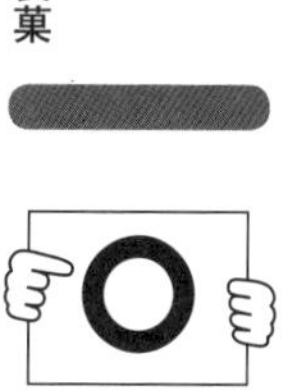

「子どものころ食べていた」という人も多いと思います。古くからある和菓子の一種です。ただし、カロリーが多いので、食べすぎには注意が必要です。1袋（85g）で炭水化物が69・3gふくまれます。そのほとんどは糖分で、エネルギーは292kcal。おやつとして1袋を一度に食べてしまうと、カロリーのとりすぎになるかもしれません。**自然な甘みが口のなかに広がり、後味もスッキリしています。**なお、あんを使った製品全般にいえることですが、食べたあとはなるべく早く歯を磨いたほうがよいでしょう。

ちなみに、【おやつdeハッピー！ あんこ玉】も佐藤製菓の製品で、原材料も同じです。

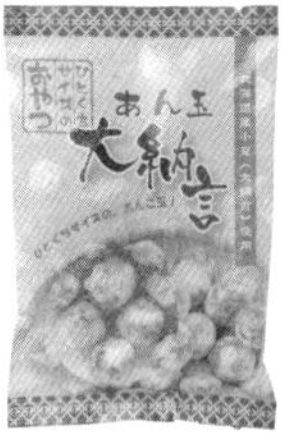

★食品原料 生あん、水飴、砂糖、麦芽糖、餅粉

★添加物 なし

★成分（1袋85g あたり）エネルギー292kcal、たんぱく質4.1g、脂質0.4g、炭水化物69.3g、ナトリウム1.8mg

ポン菓子

懸念材料も払拭されて一安心

●家田製菓

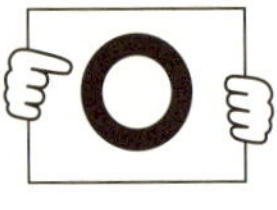

もち米を蒸して乾かし、炒ったあとに水飴と砂糖で固めたお菓子です。無添加なのでさっぱりしていて、胃にもたれません。

ただし気になるのは原材料のパーム油に、酸化防止剤のBHA（ブチルヒドロキシアニソール）が使われていないかという点です。

BHAはネズミを使った実験で発がん性があることがわかっています。パーム油に使われることがありますが、キャリーオーバー（原材料にふくまれる添加物）ということで、表示が免除されます。

家田製菓によると**「BHAは使っていない。大豆から抽出したビタミンEを酸化防止に使っている」**といいます。これなら安心です。

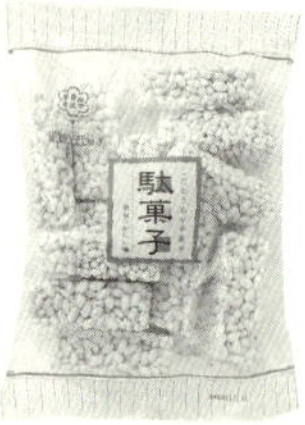

★食品原料 うるち米（国内産）、水飴、てんさい糖、しょう油（大豆、小麦）、植物油脂（パーム油）、食塩

★添加物 なし

★成分（1個約10g あたり）エネルギー 38kcal、たんぱく質0.3g、脂質0.2g、炭水化物8.7g、ナトリウム45mg

あずき菓子もろこし

砂糖の甘みがさわやか

●宮田製菓

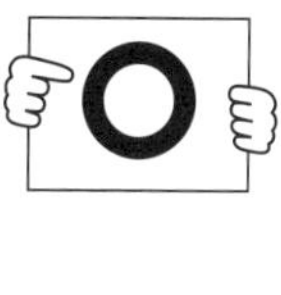

秋田の郷土菓子で、製造者はもちろん秋田の会社。煎った小豆の粉に砂糖を混ぜて固めたものです。

「口中に入れれば、溶ける舌ざわり」と表示されていますが、その言葉どおり口内に入れると、舌の上で溶けて口いっぱいに広がります。砂糖が多いためか、やや強い甘味ですが、**合成甘味料は使っていないので、自然でさわやかな味です。**

名前の「もろこし（諸越）」の由来は、秋田の殿様に献上したところ、「諸々の菓子に越したるもの」と褒《ほ》められ、それ以来「諸越」という名をつけているとのことです。

ただし、砂糖が多いので、1袋を一度に食べないほうがよいでしょう。

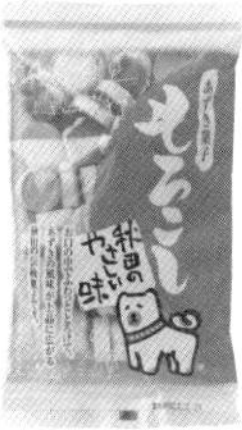

★食品原料 培小豆粉、精白糖

★添加物 なし

★成分 表示なし

こだわり極プリン

プリン本来の味を教えてくれる

●栄屋乳業

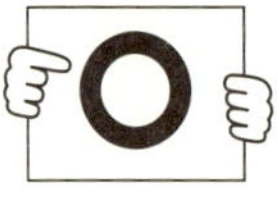

ふつうプリンには、乳化剤、ゲル化剤、香料、着色料などの添加物が使われています。ところが、この製品には使われていません。「香料、着色料、保存料不使用」との表示。コンビニで売られているので、買いやすい製品です。

ゲル化剤を使ったプリンは硬くなり、ふんわりした感じが失われますが、この製品はとてもふんわりしていて、舌触りがなめらか。卵の味が活きた本来のプリンです。添加物を使っていないので、食べたあと口に嫌な刺激感が残りません。

1個105円ですから、高くもありません。グリコ乳業や明治のプリンと食べ比べてみてください。

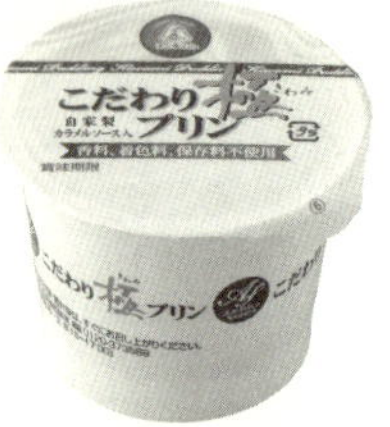

★食品原料 乳製品、砂糖、全卵、卵黄

★添加物 なし

★成分（1個110g あたり）エネルギー187kcal、たんぱく質6.3g、脂質8.1g、炭水化物22.1g、ナトリウム70mg

焼きかぼちゃプリン

絶品プリンをご賞味あれ

●セイメイファーム

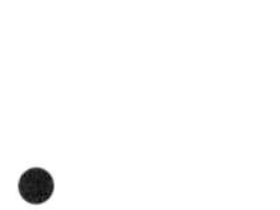

このかぼちゃプリンは絶品です。かぼちゃと卵のなめらかな味と、ほのかな甘さが、口のなかに広がります。**手作りケーキ屋さんで売っているかぼちゃプリンと遜色《そんしょく》ない味です。**養鶏場を営んでいる会社が、自社の卵を原料に製造しています。

トレハロースは前にも書いたように天然添加物の一種で、甘味を出すとともに乾燥を防ぐ働きがあります。ぶどう糖が二つ結合した二糖類で、きのこやエビなどにもふくまれているので、安全性に問題はありません。

同社の【カスタードブリュレ】(原材料は乳製品、北海道生クリーム、卵黄、グラニュー糖)も、本来のブリュレの味がする逸品です。

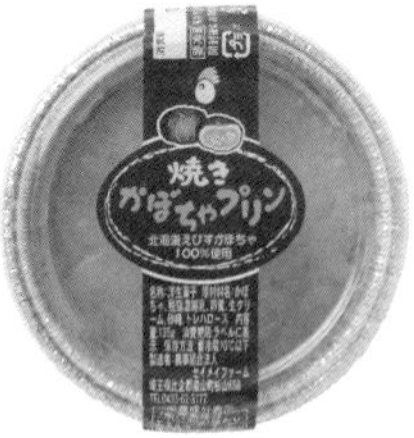

★食品原料 北海道産えびすかぼちゃ、北海道脱脂濃縮乳、卵黄、北海道生クリーム、グラニュー糖

★添加物 トレハロース

★成分（1個135gあたり）エネルギー211kcal、たんぱく質6.1g、脂質8.4g、炭水化物30.4g、ナトリウム54mg

ゼライス

コラーゲンたっぷりのゼリーの素

●マルハニチロ食品

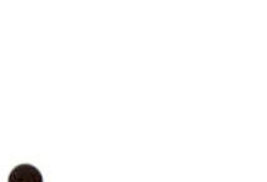

ゼリーの材料で、簡単にコーヒーゼリーやフルーツゼリーを作れます。ちなみに私は夏になると、この製品でコーヒーゼリーを作って、毎日のように食べています。

作り方はいたって簡単。小さめの鍋に水とインスタントコーヒーを入れ、さらに【ゼライス】を適量入れて火で温めます。沸騰したら火を止めて、少し冷めたらカップに入れて、冷蔵庫で冷やしてでき上がりです。

ゼラチンはコラーゲンを分解したものなので、結局のところコラーゲンをとることになります。13袋（65g）入りで300円前後なので、コラーゲンサプリを買うよりずっとお得です。

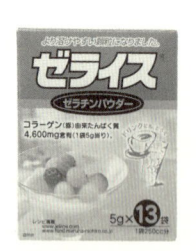

★食品原料 ゼラチン

★添加物 なし

★成分（1袋5g あたり）エネルギー 18kcal、たんぱく質4.6g、脂質0g、炭水化物0g、ナトリウム12mg（食塩相当量38mg）、コラーゲン4600mg

明治ブルガリアヨーグルトＬＢ81プレーン

整腸効果も抜群の無添加ヨーグルト

●明治

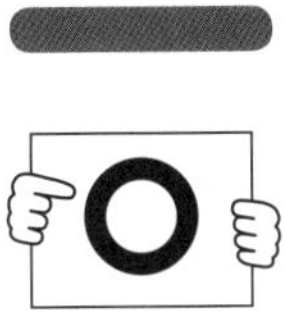

この製品は「お腹の調子を整える」働きがあって、トクホ（特定保健用食品）として許可されています。添加物は使われていません。

使われているＬＢ81乳酸菌は、善玉菌の代表格といえるもので、腸内の悪玉菌が増えるのをおさえて、腸内環境を整える働きがあります。**女子大生１０６人にこの製品を食べてもらったところ、便通がよくなり、便秘が改善されたといいます。**

また、カルシウム（大人の１日所要量は６００mg）を１００gあたり１０９mgと豊富にふくんでいます。

なお、添付のグラニュー糖も無添加です。

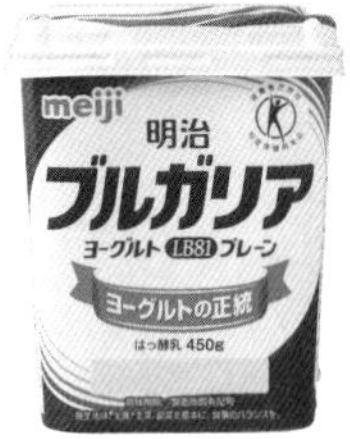

★食品原料 生乳、乳製品

★添加物 なし

★成分（100g あたり）エネルギー 62kcal、たんぱく質3.4g、脂質3.0g、炭水化物5.3g、ナトリウム51mg、カルシウム109mg

森永ビヒダスプレーンヨーグルトBB536

「買ってもいい」のはプレーンのみ

●森永乳業

○

【明治ブルガリアヨーグルト】と並ぶプレーンヨーグルトの代表格です。乳児の腸にいるビフィズス菌が入ったヨーグルトで、お腹の調子を整えるトクホです。人での臨床試験で、排便回数や便性状の改善が認められています。**カルシウムが１００gあたり１２０mgふくまれていますので、カルシウム補給という点でも優れています。**

ただし、プレーンタイプ以外のストロベリーやマンゴーなどのフルーツ味製品には、香料、増粘多糖類、合成甘味料のスクラロースなどが使われているので、おすすめできません。

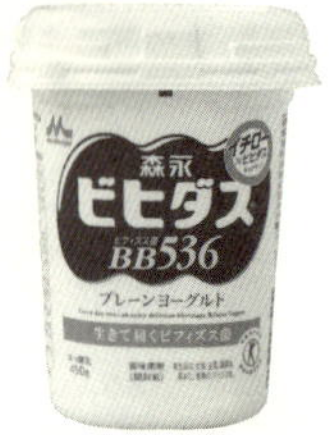

★食品原料 生乳、乳製品

★添加物 なし

★成分（100g あたり）エネルギー 65kcal、たんぱく質3.7g、脂質3.1g、炭水化物5.5g、ナトリウム50mg、カルシウム120mg

小岩井生乳100％ヨーグルト

生乳100％でカルシウム補給も抜群

●小岩井乳業

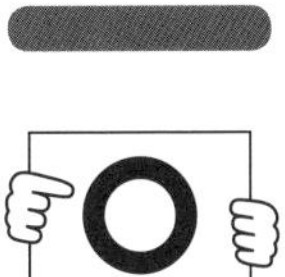

舌触りがなめらかで、酸味の少ない本当においしいヨーグルトです。プレーンですが、そのまま食べられます。生乳（牛からしぼったままの乳）100％だからこそ出せる味といえるでしょう。1個（400g）198円ですから、それほど高くはありません。

しかもトクホです。「**生きたビフィズス菌（ビフィドバクテリウム・ラクティスBB-12）の働きにより腸内の環境を改善し、おなかの調子を良好に保ちます**」という許可表示があります。

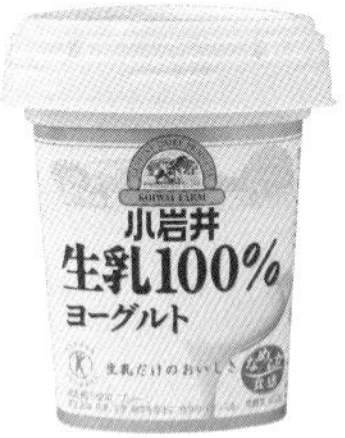

★食品原料 生乳

★添加物 なし

★成分（100gあたり）エネルギー65kcal、たんぱく質3.2g、脂質3.8g、炭水化物4.6g、ナトリウム46mg、カルシウム110mg

カルシウムも、100gあたり110mgふくんでいるので、カルシウム補給にもってつけです。

ハーゲンダッツ グリーンティー

高いだけはある

●ハーゲンダッツ

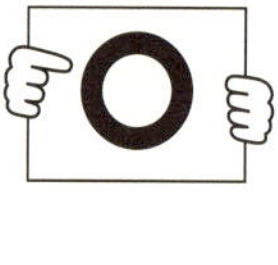

ふつうアイスクリームには、乳化剤、香料、増粘多糖類などが使われています。「アイスクリームを食べるとお腹をこわす」という人は、お腹が冷えるとともに乳化剤が原因していると考えられます。

その点、この製品は添加物が使われていないので、安心です。また、グリーンティー（まっ茶）に着色料が使われていない点も、安心できます。

それに、なにより「おいしい」ですね。**クリームや卵黄をタップリ使っているので、アイスクリーム本来の味が出ています**。しかし、ウエハースで挟んだ製品は添加物が使われています。また、カップに入った製品でも使われているものがあるので、ご注意を！

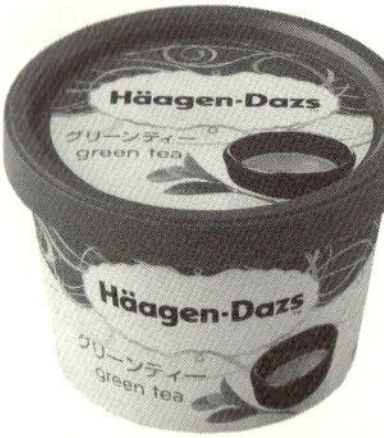

★食品原料 クリーム、脱脂濃縮乳、砂糖、卵黄、まっ茶

★添加物 なし

★アレルギー表示 原材料の一部に卵白を含む

★成分（1個120ml あたり）
エネルギー 261kcal、たんぱく質5.2g、脂質16.2g、炭水化物23.6g、ナトリウム50mg

あずきバー

安くていいものもある

●井村屋

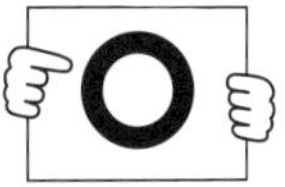

井村屋は、できるだけ添加物を使わない製品作りを行なっている会社です。カステラやようかんなどにも使っておらず、あずきなどの原材料も質の良いものを使っています。**この製品も添加物が使われていないため、自然なあずきアイスの味がします。**どこか懐かしい味です。ただし、アイスキャンディのように硬いわけではありません。小豆と水あめ、コーンスターチの微妙な配合によって、適度な硬さに仕上げているようです。値段も高くはありません。「昔ながらの自然なアイスを食べたい」という人は、ぜひご賞味ください。

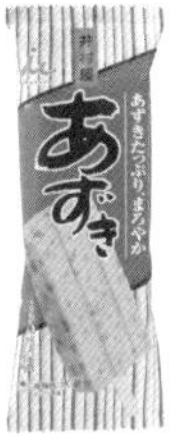

★食品原料 砂糖、小豆、水あめ、コーンスターチ（遺伝子組み換えでない）、食塩

★添加物 なし

★成分（1本95ml あたり）エネルギー 149kcal、たんぱく質3.1g、脂質0.2g、炭水化物33.8g、ナトリウム70mg

塩あめ

無添加あめで気軽に塩分補給

●春日井製菓

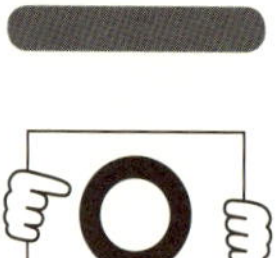

塩分が補給できるという塩あめ。しかし、乳化剤や香料などを使った製品が多いのが現実です。ところが、この製品には添加物は使われていません。**そのため、さっぱりした塩味に仕上がっていて、安心してなめることができます。**

「でも、虫歯になるんじゃないの？」と心配する人もいると思います。あめをなめると、糖分が歯にこびりつくので、たしかに虫歯の原因になります。ちなみに、私は個人的にはほとんどあめはなめません。「あめをなめたい」という人のためにとり上げました。

なめたあとはすぐに歯を磨くか、口をすすいだほうがよいでしょう。

なお、日本人は塩分をとりすぎる傾向にあるので、必要なときだけなめるようにしてください。

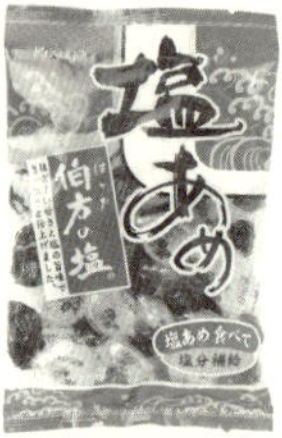

★食品原料 水あめ、砂糖、食塩、醤油（小麦を含む）

★添加物 なし

★成分（100gあたり）エネルギー384kcal、たんぱく質0g、脂質0g、炭水化物95.9g、ナトリウム520mg

優しい昔菓子　きなこ玉

栄養ドリンクよりもきなこ玉

●良品計画

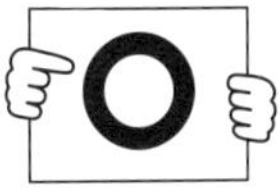

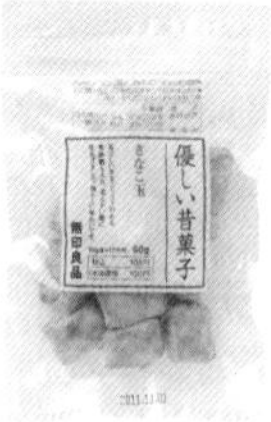

きなこや水飴、黒砂糖などで作ったやわらかいあめです。噛んでいるとすぐに崩れてきて、大豆の味と自然な甘さが口のなかに広がります。

香料を使っていないので、人工的な変なにおいや味がまったくありません。栄養的にも優れていて、1袋（60g）でたんぱく質（大人の1日所要量55〜70g）を9・8gふくんでいます。**エネルギーも1袋で228kcalあるので、疲れたときのカロリー補給にもなります。**

なお、ナトリウムは1mgなので、とりすぎの心配はまったくありません。

★食品原料　きなこ［大豆（遺伝子組換えでない）］、水飴、砂糖、黒砂糖

★添加物　なし

★成分（1袋60gあたり）エネルギー228kcal、たんぱく質9.8g、脂質4.3g、炭水化物37.5g、ナトリウム1mg

竹屋のせんべい　みそ半月

せんべい選びに困ったときの味方

●竹屋煎餅本舗

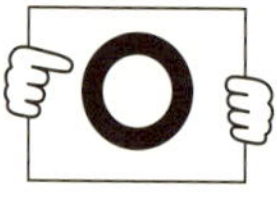

いわゆる「かわらせんべい」の一種です。ふつう、かわらせんべいには膨張剤が使われていて、食べた際に口のなかに違和感を覚え、変な後味が残ります。

しかし、**この製品は添加物を使っていない**ので、そうしたことがありません。

「甘味と堅さを、ほどよく精製し、素朴な味に仕上げました」と表示されているとおりです。自然なほんのりした甘さで、それほど堅くもなく、少し噛むと口内で溶けます。

「高いんじゃないの？」と思う人もいるかもしれませんが、1袋（18枚入り）１６８円ですから、手頃な値段です。

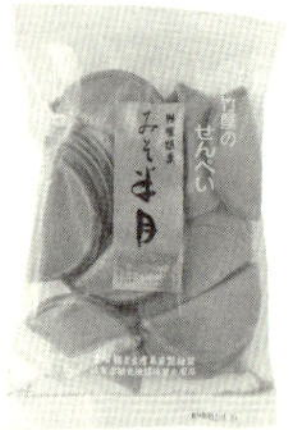

★食品原料　小麦粉、砂糖、みそ、鶏卵、ごま

★添加物　なし

★成分　表示なし

ボクのおやつ　ポップコーンしお味

●ジャパンフリトレー

分けて食べれば文句なし

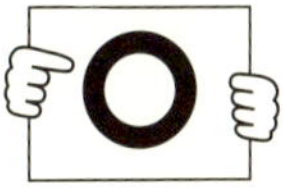

ファミリーマートのプライベートブランドです。ポップコーンは調味料などが添加された製品が少なくありませんが、この製品は食塩だけで味つけされています。そのため**さっぱりしていて、変な後味が残りません。**

「でも、塩分が多いんじゃないの？」と不安に思う人もいるでしょうね。１袋あたりナトリウムが０・６４２ｇで、食塩相当量は１・６ｇです。

また、カロリーが１袋で４５８ｋｃａｌと多いので、おやつやお酒のつまみとして１袋食べてしまうと、カロリーや塩分のとりすぎになるかもしれません。何回かに分けて食べたほうがよいでしょう。

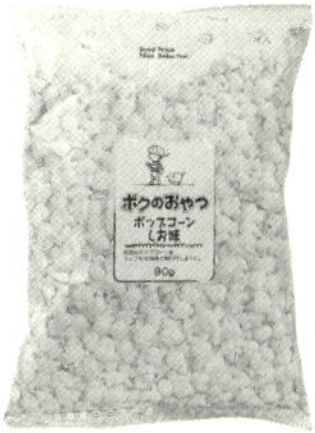

★食品原料　コーン（遺伝子組換えでない）、植物油、食塩

★添加物　なし

★成分（1袋90gあたり）
エネルギー458kcal、タンパク質7.8g、脂質22.9g、炭水化物55.2g、ナトリウム642mg

蜜がけコーン

油を使わない優しさが味わえる

●良品計画

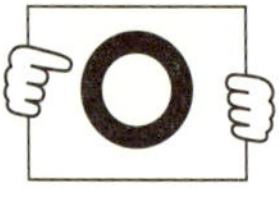

この製品は油を使っていません。また、添加物を使っていないので、歯茎や舌が刺激されることがなく、食べたあとも胃がもたれるようなことはありません。**蜂蜜の自然な甘さが加わって、とても食べやすいコーン菓子に仕上がっています。**

使用しているとうもろこしは「遺伝子組換えでない」と表示されています。とうもろこしはアメリカからほとんどが輸入されていますが、同国では大半が遺伝子組み換えのものになっています。

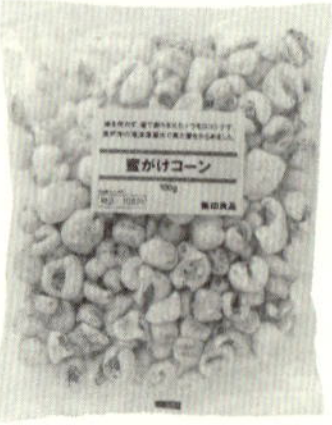

★食品原料 とうもろこし（遺伝子組換えでない）、砂糖、海洋深層水、水飴、蜂蜜

★添加物 なし

★成分（1袋100gあたり）
エネルギー397kcal、たんぱく質5.1g、脂質0.9g、炭水化物92.0g、ナトリウム274mg

そこで、分別された非遺伝子組み換えのとうもろこしを原料に使っているということです。

なお、とうもろこしについては第4章を参照してください。

こめはぜ

善玉菌を増やす「ばくだん」

●坂金製菓

昔からある駄菓子で、通称「ばくだん」といいます。米を加圧・加熱して膨らませたものですが、膨らむときに破裂するような音がするからです。

オリゴ糖は、ぶどう糖や果糖が少数個結合した糖で、消化・吸収されにくく、低カロリーであるのが特徴です。イソマルトオリゴ糖は、はちみつ、しょうゆ、みそなどにふくまれ、甘味度は砂糖の約半分です。**消化されずに腸まで届き、腸内細菌の栄養源となります。**とくに善玉菌のビフィズス菌を増やすとされます。

ただし、1袋（130g）あたり約504kcalもあるので、ご注意。おやつとして一度に食べるとカロリーのとりすぎになるので、何回かに分けて食べたほうがよいでしょう。

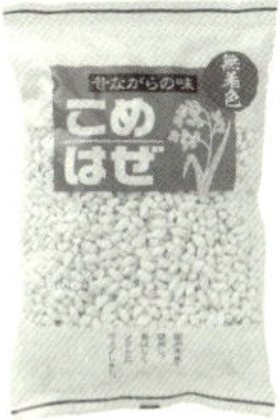

★食品原料 米（国産）、砂糖、水飴、イソマルトオリゴ糖、食塩

★添加物 なし

★成分（100gあたり）エネルギー388kcal、たんぱく質4.8g、脂質0.7g、炭水化物90.6g、ナトリウム112mg、オリゴ糖200mg

八ツ橋

シンプルな味で食後感もさわやか

●京栄堂

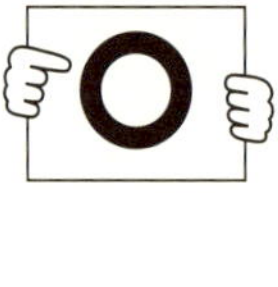

八ツ橋は京都の銘菓ですが、この製品は各地のスーパーなどでも売られています。桂皮（ニッキ）の味が効いているのが特徴です。米粉を練って蒸し、砂糖や桂皮末などを加えてこね、伸ばして琴の形の短冊形に焼いたシンプルなせんべいです。

添加物を使っていないので、米や大豆などの自然な味がよく出ていて、そこにニッキの独特の香りが混じっています。これはいわゆる「かわらせんべい」の類です。かわらせんべいには、ふつう膨張剤が添加されるので、変な後味が口に残ってしまいますが、この製品はそういうことがなく、食後感がさわやかです。

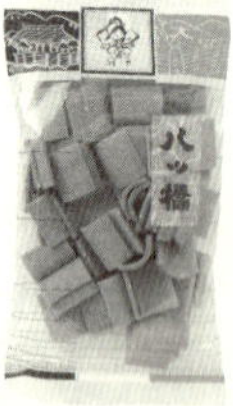

★食品原料 砂糖、米粉、キナ粉（国内産大豆使用）、桂皮末、ゴマ

★添加物 なし

★成分 表示なし

マーケットオー　ウォータークラッカー

無添加のクラッカーは塩分も控え目

●オリオン日本支社

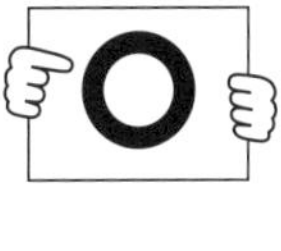

　クラッカーには、膨張剤や乳化剤が使われていますが、この製品には使われていません。膨張剤の代わりに酵母が出す炭酸ガスでふっくらとさせているので、口のなかが刺激されることがありません。

【マーケットオー】とは、美味しさと健康を追求している韓国・ソウル市にあるレストランのブランド名です。そのコンセプトにしたがって、添加物は使っていないようです。塩分も多くはありません。

　なお、**ローズマリーは、地中海地方原産のシソ科のハーブで、生葉や乾燥葉が香辛料として使われています。**花も食べることができます。

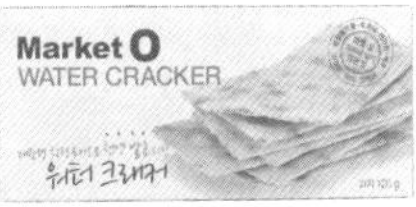

★食品原料　小麦粉、ヨーグルトサワードウ（小麦粉、ヨーグルト）、食用なたね油、麦芽ブレンド粉（麦芽パウダー、ドライイースト）、食塩、ローズマリー

★添加物　なし

★成分（1袋63gあたり）
エネルギー279kcal、たんぱく質6.5g、脂質6.9g、炭水化物47.7g、ナトリウム259mg

素材嗜好　あたりめ

海の幸はたんぱく質が豊富

●山栄食品工業

サークルKサンクスのプライベートブランドです。

あたりめといえば、つまみの代表格。「歯ごたえと、滲み出してくる味が好き」という人も多いでしょう。ただし、多少固いので、歯が丈夫でない人は、食べるのがたいへんかもしれません。

添加物は使われていません。エネルギーは、1袋42gあたり137kcalです。たんぱく質が、28・3gとけっこう多くふくまれています。**大人が1日に必要とするたんぱく質は55～70gですから、1袋で約半分をとることができます。**ただし、ナトリウムがやや多いので、一度に全部食べないほうがよいでしょう。

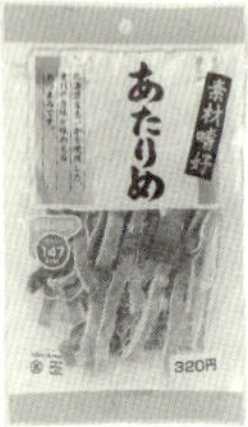

★食品原料　いか（北海道産）

★添加物　なし

★成分（1袋42gあたり）
エネルギー137kcal、たんぱく質28.3g、脂質2.5g、炭水化物0.3g、ナトリウム546mg（食塩相当量1.49g）

ミックスナッツ

数回に分けて賢く栄養補給

●なとり

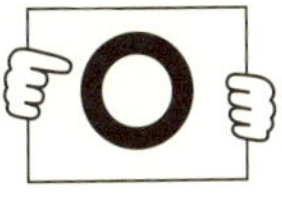

「脂肪やカロリー、塩分が多いのでは？」と心配する人もいると思います。しかし、脂肪もカロリーも塩分も本来は必要なものです。問題はとりすぎなのです。この製品1袋（165g）には、約992kcalのエネルギー、約80gの脂肪がふくまれます。1袋を一度に食べてしまうと、たしかにとりすぎです。数回に分けて食べましょう。

ナッツ類はたんぱく質、ミネラル、ビタミンを豊富にふくんだ栄養価の高い食品です。

この製品1袋で、1日に必要なたんぱく質の約3分の1をとることができます。もっとも、分けて食べなければ、カロリーのとりすぎになりますが。

なお、塩分は食塩相当量が1袋で0・64gと多くはありません。

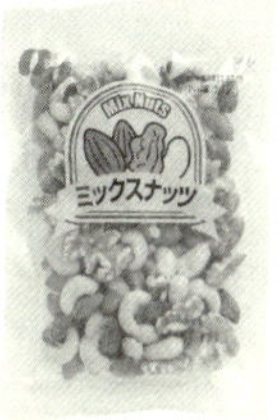

★食品原料 アーモンド（アメリカ）、カシューナッツ（インド）、くるみ（アメリカ）、食塩、植物油

★添加物 なし

★成分（100gあたり）エネルギー601kcal、たんぱく質19.0g、脂質52.7g、炭水化物23.0g、ナトリウム153mg

個食美学 アーモンドフィッシュ

お酒のおつまみに最適か

●中西食品

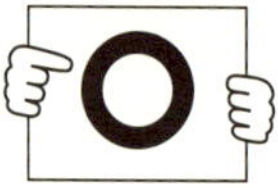

「カルシウムがとれて健康的」ということで人気の製品です。無添加なので、醤油やみりん、ごまなどの本来の味が生きています。

ただし、気になるのはやはりカロリーと塩分です。100gあたりのエネルギーは515kcalです。したがって、1袋（36g）は約185kcal。**この程度ならお酒を飲みながら1袋を食べても、それほどとりすぎにはならないでしょう。**

ナトリウムは1袋あたり305mgで、食塩相当量は0・77gです。こちらもこの程度なら、とりすぎにはならないでしょう。

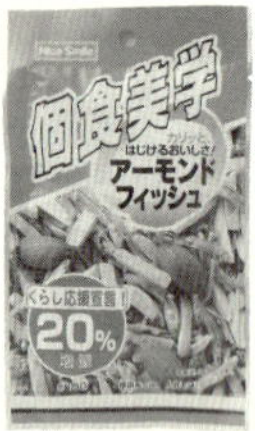

★食品原料 アーモンド（アメリカ）、片口いわし、砂糖結合水飴、食塩、醤油（小麦・大豆を含む）、植物油脂、みりん、ごま

★添加物 なし

★成分（100gあたり）エネルギー515kcal、たんぱく質34.3g、脂質30.4g、炭水化物26.0g、ナトリウム847mg

バタピー

体にはいいが食べすぎには注意

●稲葉ピーナツ

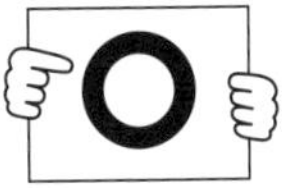

サークルＫサンクスのプライベートブランドです。

この製品１袋（88ｇ）には脂質が48・9ｇふくまれ、総エネルギーは583ｋｃａｌあります。ただし、脂肪は人間の体の細胞膜の原料となり、また少量でエネルギーを生み出す大切な栄養素です。脂肪１ｇは９ｋｃａｌ、炭水化物１ｇは４ｋｃａｌになります。問題はとりすぎなのであって、この製品なら１日に３分の１ずつくらい食べるようにするとよいでしょう。

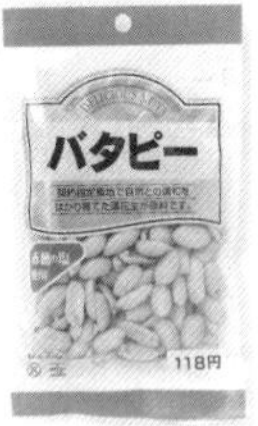

★食品原料 落花生（中国産）、植物油脂、食塩

★添加物 なし

★成分（1袋88gあたり）エネルギー583kcal、たんぱく質22.4g、脂質48.9g、炭水化物13.4g、ナトリウム167mg（食塩相当量0.4g）

ちなみに、**バタピーはいろいろなメーカーから出ていますが、最近は無添加の製品が多くなっています。**なお、この製品に使われている落花生は中国産ですが、契約指定農地で栽培しているとのことです。

煎り黒豆
健康的で味もいい

●フジッコ

黒大豆を煎っただけのシンプルな製品です。添加物はもちろん、食塩も砂糖も使っていません。大豆そのものの味を活かしているのです。栄養的にも優れており、たんぱく質が豊富で、1袋（60g）あたり21・3g。さらに、カルシウムを102mg、食物繊維（大人の1日所要量20〜25g）を11・2gふくんでいます。

大豆イソフラボンは女性ホルモンに似た化学構造の植物性物質で、骨粗しょう症を予防したり更年期障害を軽くするといわれています。

ただし、とりすぎるとがんを促進するともいわれ、1日の上限値は70〜75mgとされています。なので、1日で1袋を食べないほうがよいでしょう。

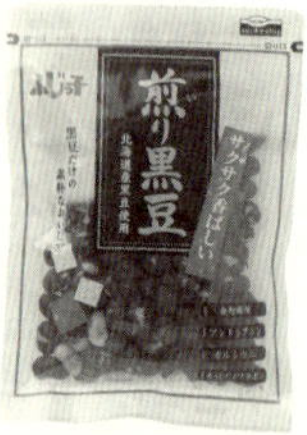

★食品原料 黒大豆（遺伝子組換えでない）

★添加物 なし

★成分（1袋60g あたり）エネルギー263kcal、たんぱく質21.3g、脂質12.9g、糖質9.9g、食物繊維11.2g、ナトリウム4mg、カルシウム102mg、大豆イソフラボン88mg、アントシアニン37mg

ゆでピーナッツ

半分ずつ食べれば財布にもやさしい

●カモ井食品工業

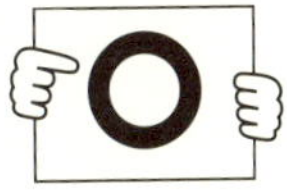

落花生をしょう油と砂糖で煮込んだシンプルな製品です。落花生にしょう油がしみ込んで独特の味わいがあり、ビールなどにピッタリ。歯が悪い人でも食べられます。

でも、脂肪とカロリーが気になる人も多いでしょう。1袋あたり脂質が35・6gで、エネルギーは430kcal。お酒を飲みながら全部食べてしまうと、たしかにとりすぎになりますので、半分くらい食べるようにしてください。

塩分は1袋あたりナトリウムが0・444gで、食塩相当量は1・13g。これも、やはり半分くらいがいいですね。

なお食物繊維は1袋で、1日の必要量の約4分の1をとることができます。 ただし、やはり分けて食べたほうがよいでしょう。

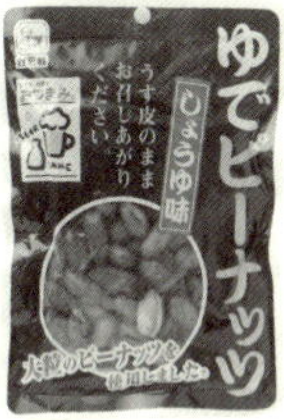

★食品原料 ピーナッツ、しょうゆ、砂糖

★添加物 なし

★アレルギー表示 原材料の一部に小麦を含む

★成分（1袋120g あたり）
エネルギー430kcal、たんぱく質20.5g、脂質35.6g、糖質6.6g、食物繊維6.0g、ナトリウム444mg

オールブラン ブランフレーク

食物繊維の補給にピッタリ！

●日本ケロッグ

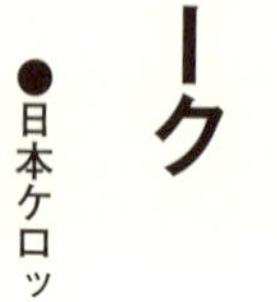

日本ケロッグのフレーク製品はいろいろありますが、これがおすすめです。乳化剤や香料などを使わず、多くの栄養素をふくんでいるからです。添加物として、ビタミンA、ビタミンB1、鉄などが使われていますが、これらは栄養強化剤であり、もともと食品にふくまれている成分か、それに近いものなので、安全性に問題はありません。

とくに食物繊維を多くふくんでいるので、お腹の調子を整えるトクホの許可を受けています。軽い食事やおやつにピッタリです。

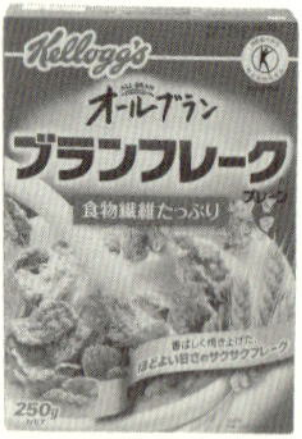

★食品原料 精米、全粒小麦（関与成分）、砂糖、小麦外皮（関与成分）、ぶどう糖果糖液糖、食塩、麦芽エキス

★添加物 ビタミンA、ビタミンB_1、ビタミンB_2、ナイアシン、ビタミンC、ビタミンD、鉄

★成分（1食分60g あたり）エネルギー 218kcal、たんぱく質4.4g、脂質1.2g、炭水化物50.9g、ナトリウム349mg、鉄5.8mg、ビタミンA 268μg、ビタミンB_1 0.39mg、ビタミンB_2 0.59mg、ナイアシン7.6mg、ビタミンC 48mg、ビタミンD 1.40μg、食物繊維5.6g

甘栗むいちゃいました

有機栽培の栗はおいしい

●クラシエフーズ

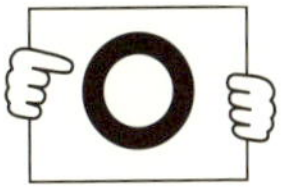

私はこの製品をよく食べています。「私も食べている」という人も少なくないと思います。無添加であり、有機栽培された栗が使われています。

また、食物繊維を多くふくみ、ミネラル類やビタミン類もふくんでいます。値段も手頃です。

栗は中国産ですが、日本の有機ＪＡＳ認証制度にもとづいて栽培と加工が行なわれているので、農薬や添加物を使っていないことは間違いないでしょう。

最近では【素材選菓シリーズ 天津甘栗】（井上食品）など多くの有機栗の製品が売られています。

値段や好みなどを考慮して、製品を選ぶようにすればよいでしょう。

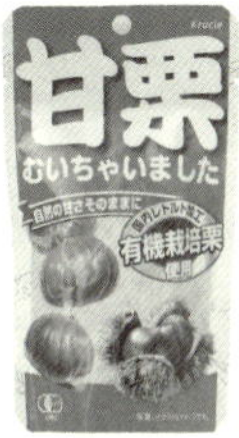

★食品原料 有機栗（中国）

★添加物 なし

★成分（1袋35g あたり）
エネルギー 63kcal、たんぱく質1.4g、脂質0.5g、糖質12.5g、食物繊維2.0g、ナトリウム0mg

タマゴボーロ

懐かしい味に頬もほころぶ

●武田製菓

○

まろやかな甘みが口のなかに広がる、どこか懐かしい、心がなごむ味がします。

原材料のじゃがいもでん粉は、遺伝子組換えでないとなっていますが、これは信用してよいでしょう。アメリカで栽培されている遺伝子組み換えじゃがいもは、まだわずかであり、国内では、遺伝子組み換えじゃがいもは栽培されていないからです。

卵殻カルシウムは、天然添加物の一種で、カルシウムを強化する目的で使われています。卵殻を殺菌、乾燥して粉末にしたもので、主成分は炭酸カルシウム。安全性に問題はありません。

なお、添加物を一切使っていない卵ボーロも売られています。「無添加がいい」という人はそうした製品を！

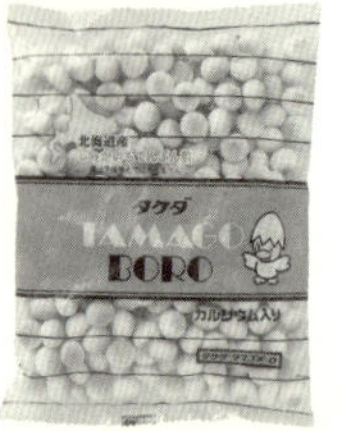

★食品原料 じゃがいもでん粉（遺伝子組換えでない）、砂糖、鶏卵、卵黄、全粉乳

★添加物 卵殻カルシウム

★成分（100g あたり）エネルギー 396kcal、たんぱく質1.4g、脂質1.6g、炭水化物93.9g、ナトリウム18.4mg、カルシウム250mg

黒糖麩菓子

黒糖の自然の甘さがいい

●ローヤル製菓

○

麩（焼麩）は、小麦粉と小麦粉グルテンを混ぜて水を加えて練り込み、それを焼き上げてふっくらさせたものです。小麦粉グルテンとは、小麦粉にふくまれるたんぱく質を水でこねるとできるもので、弾力性があります。そのため、焼くと気泡を閉じ込めることができるのです。

この製品は、棒状の麩の周りに黒糖をまぶしたもので、コンビニでも売られています。

黒糖の自然の甘さが活きています。

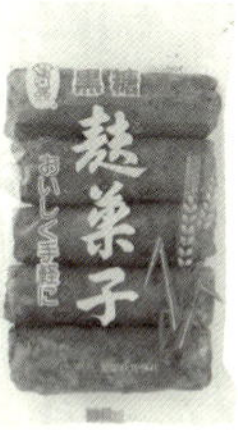

★食品原料 黒糖、強力小麦粉、小麦粉グルテン、食物繊維

★添加物 貝殻未焼成カルシウム

★成分（100g あたり）エネルギー 375kcal、たんぱく質15.4g、脂質3.1g、炭水化物71.4g、ナトリウム130mg

なお、貝殻未焼成カルシウムは、天然添加物の一種です。貝殻を殺菌して乾燥させ、粉末にしたもので、主成分は炭酸カルシウムです。安全性に問題はありません。

プルーン
プルーン本来の味が引き立っている

●共立食品

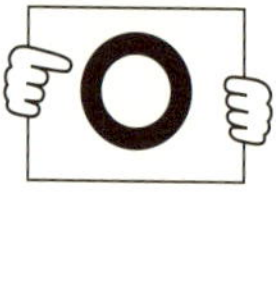

プルーンを砂糖も添加物も加えずに煮込んで、パッキングしたものです。そのためプルーン本来の味が十分活かされていて、一度食べ始めるとやめられない感じです。

1袋に食物繊維を5・1gふくんでいます。また、**カリウム（大人の1日所要量は2000～2500mg）が572mgと多いのが特徴です。カリウムは体の細胞の浸透圧を調節する働きがあります。**

なお、糖質が40・6gと表示されていますが、すべてが糖分ということではなく、食物繊維を除いた炭水化物という意味です。

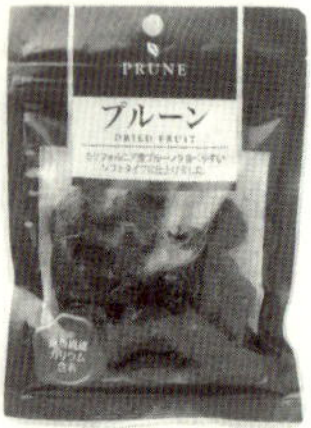

★食品原料 プルーン（アメリカ）

★添加物 なし

★成分（1袋75gあたり）エネルギー179kcal、たんぱく質1.7g、脂質0.0g、糖質40.6g、食物繊維5.1g、ナトリウム1mg、カリウム572mg

くだもの屋さんのプチレーズン

料理のワンポイントにもなる

●デルタインターナショナル

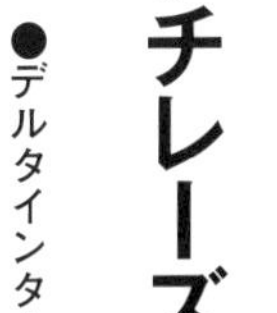

干しぶどうに少量の植物油を加えて、袋に詰めたという素朴な食品です。

この類の製品は、多くのメーカーから出ていますが、**ほとんどが原材料は干しぶどうと植物油**です。

レーズンは、おやつやお酒のつまみにそのまま食べてもいいですし、プレーンヨーグルトに振りかけて食べるのもいいですね。

あるいは、蒸しパンを作る際に混ぜると、自然の甘みとレーズンの歯ごたえが加わって、おいしい蒸しパンを作ることができます。いろいろ工夫して使ってみてください。

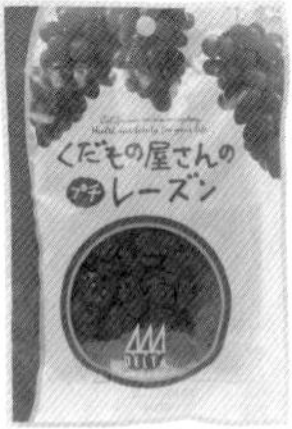

★食品原料 干しぶどう、植物油

★添加物 なし

★成分（100g あたり）エネルギー 337kcal、たんぱく質3.4g、脂質0.7g、炭水化物79.3g、ナトリウム14.8mg

歯磨き粉はいらない

「甘いものを食べると虫歯になりやすい」と思っている人は多いと思います。砂糖は唾液で溶けると粘り気が出て、歯につきやすくなり、歯垢（プラーク）になりやすいので虫歯を作りやすいのです。したがって、甘いものを食べたら、できるだけ早く歯を磨くようにしたほうがいいですね。

本書では、砂糖をふくんだ製品を「買ってもいい」で数多くとり上げていますが、食べたあとはできるだけ歯を磨くようにしてください。それが無理なときは、うがいをするようにしてください。

ただし、歯を磨くときに歯磨き粉（歯磨き剤）を使う必要はありません。単に歯ブラシで歯を磨くようにすればよいのです。本来、歯磨きには、歯磨き粉はいりません。歯のブラッシングをきちんと指導してくれる歯科医院では、歯磨き粉を使わずに、歯ブラシだけで指導しています。

なぜなら、使わないほうが、虫歯や歯周病の原因となる歯垢をきれいに落とすことができるからです。

歯垢は虫歯や歯周病の元凶です。それにふくまれる細菌が食べかすを栄養にして酸や毒素を出します。それが原因で虫歯や歯周病が発生するのです。

歯周病は、歯茎に炎症がおこるばかりでなく、進行すると歯を支えている

column 3

歯槽骨が溶けて歯が抜けてしまう怖い病気です。したがって、いかに歯垢をとり除くかがオーラルケアにとってもっとも重要なのです。

ところが、歯磨き粉を使うと、それにふくまれる合成界面活性剤や防腐剤、酸化防止剤などの刺激によって、長い時間ブラッシングすることができません。また「歯磨き粉を飲み込んではいけない」という心理も働くので、どうしても磨く時間が短くなってしまうのです。

すると歯垢が十分除去されずに残ってしまい、それが原因で歯周病や虫歯になりやすくなるのです。

ちなみに私の場合、25歳のときに歯磨き粉なしでのブラッシングの指導を受けて、その後ずっとそれを実践しているため、一度も歯周病になったことはなく、今でもきれいな歯茎を保つことができています。

なお、多くの歯磨き粉には、合成甘味料のサッカリンナトリウムが配合されていますが、これには発がん性の疑いがあります。したがって、歯磨き粉を使うということは、発がんの危険性を増すことにもなると考えられます。

第4章

おいしくて安全な お菓子を 食べるために

1. お菓子の原材料を知ろう

お菓子には、小麦粉、とうもろこし、大豆、糖類、乳類、食用油脂などが原材料としてよく使われています。それらがどんなもので、どんな状況にあるのか、気になっている人も多いと思います。まず、それらについて見ていくことにしましょう。

穀類、豆類

◉小麦粉

小麦粉は、菓子パン・惣菜パン、洋菓子・和菓子、スナック類、クッキー、クラッカーなど、お菓子の製造でもっともよく使われている原材料といってよいでしょう。ただし、国内で生産される小麦は少なく、大半は輸入されています。

2009年の国内での小麦の生産量は、67万4000トンであるのに対して、輸入された小麦は479万8000トンと、約7倍も多いのです。主な輸入先は、アメリカ、カナダ、オーストラリアです。

小麦の場合、まだ遺伝子組み換えのものは栽培されていません。小麦の遺伝子は多くて複雑なため、組み換えがうまくいっていないのです。

小麦は安定供給を図るため、農林水産省が商社などを通じて、外国からいったん買い上げ、それを製粉業者などに売るという形をとっています。そして、製粉業者から小麦粉が各食品メーカーに販売され、そこでお菓子などが製造されているのです。

小麦粉は、ふくまれるたんぱく質の量によって3種類に分かれます。

①強力粉……たんぱく質の含有量が11～13％。小麦粉特有のたんぱく質であるグルテンの量が多いので、水を加えてこねると、弾力性が強くてよく伸びる生地ができます。そのため、食パン、菓子パン、フランスパン、中華めんなどに使われています。

②薄力粉……たんぱく質の含有量が6～9％。グルテンの量が少ないので、水を加えて練った生地に弾力性があまりありません。カステラ、ケーキ、ビスケット、和菓子などに使われています。市販されている小麦粉は、大半が薄力粉です。

③中力粉……たんぱく質の含有量が9～11％。生地はある程度の弾力性があります。うどん、即席めん、中華めん、ビスケット、和菓子などに使われています。

◉とうもろこし（コーン）

とうもろこしには、生食用のスイートコーン、サイレージ用（発酵飼料用）がありますが、お菓子の原料や飼料に使われているのは穀物とうもろこしです。日本は穀物とうもろこしを世界で最も多く輸入している国で、2010年度で約1620万トンを輸入しています。そのほとんどはアメリカからで、ほかはアルゼンチンやブラジルなどからです。

穀物とうもろこしの65％程度は飼料用に使われ、20％程度がコーンスターチ（トウモロコシデンプン）の原料として、残りがコーンフレークやお菓子、アルコールの原料などに使われています。なお、穀物とうもろこしは全量を輸入に頼っています。

スナック菓子などの袋を見ると、「とうもろこし（遺伝子組み換えでない）」という表示を見かけると思います。これは、遺伝子組み換えされていない、つまり通常のとうもろこしを使っているという意味です。

アメリカで栽培されているとうもろこしは、すでに大半が遺伝子組み換えのものになっています。これは、ある種の細菌の遺伝子をとうもろこしに組み込んで、特定の除草剤に枯れにくくしたり、害虫に食われにくくしたものです。

米農務省の調査では、2009年のとうもろこし作付面積に占める遺伝子組み換えとうもろこしの割合は85％に達したことがわかっています。

ところが日本人は、遺伝子組み換え作物を嫌う傾向にあるので、組み換えとうもろこしを原料に使うことができません。それで、組み換えでないとうもろこしを輸入して、お菓子やコーンスターチなどの原料に使っているのです。分別して組み換えのものが混じらないようにしているのですが、１００％混じらないかというと、わからない面があります。

◉大豆

大豆は国内でも生産されていますが、わずかであり、大半は輸入されています。２００８年度の国内生産量は、26万１７００トンであったのに対して、輸入量は３７１万１０００トンと、約14倍です。輸入先でもっとも多いのはアメリカで、ほかはブラジル、カナダ、中国などです。大豆の大半は大豆油の原料として使われ、ほかに豆腐、味噌、しょう油、そしてお菓子などの原料に使われています。

とうもろこし同様、アメリカで栽培されているものは、ほとんど遺伝子組み換えのものです。とくに特定の除草剤に枯れない大豆が多く栽培されています。米農務省の調査では、２００９年の遺伝子組み換え大豆の作付面積は、全体の91％にも達しています。

お菓子の袋に「大豆（遺伝子組み換えでない）」という表示がありますが、遺伝子組み換えされていないものを分別して輸入し、原料に使っているということです。**ただし、遺伝子組み換えのものが混じることがあります。5％未満であれば、混じっても「遺伝子組み換えでない」という表示が認められています。**

◉小豆

小豆は、あん（餡）や和菓子、甘納豆、アイスクリームなどに使われています。国内の生産量は、2009年で5万2800トン、そのうち北海道産が約88％を占めています。しかし、これでは需要を満たせないので、中国などから輸入しています。

◉デンプン（でん粉）

デンプンは、炭水化物の一種で、ぶどう糖がたくさん結合したものです。植物の光合成によって、二酸化炭素と水から合成されていて、とくに米、小麦、とうもろこし、芋類などに多くふくまれています。人間や動物が食べると、体内で麦芽糖やぶどう糖に分解されて、エネルギー源となります。とうもろこしから作られたデンプンをコーンスターチといいます。市販の片栗粉は、ジャガイモから作られたデンプンです。

糖類

◉ショ糖（砂糖）

ショ糖（スクロース）は、一般には砂糖といわれています。単糖類のぶどう糖（グルコース）と果糖（フルクトース）が一個ずつ結合した二糖類です。さとうきび（甘蔗《かんしょ》）、あるいはてんさい（さとう大根）から抽出・精製して作られるもので、甘蔗糖、てんさい糖（ビート糖）といわれています。

ただし、化学的にはどちらも変わりがありません。強い甘味があり、温めても冷やしても甘味が変わらないので、お菓子や飲みものなどに幅広く使われています。

◉ぶどう糖果糖液糖

ぶどう糖と果糖が混じった液状の糖です。まずデンプンを分解してぶどう糖を作りますが、ぶどう糖は甘味が弱いので、酵素を使って甘味の強い果糖に変化させます。そのためぶどう糖と果糖が混じった状態になるのです。液状のため清涼飲料水によく使われています。ぶどう糖を果糖に変えることを異性化といい、異性化糖ともいわれています。

ぶどう糖果糖液糖は、果糖の割合が50％未満で、50％以上90％未満のものは果糖ぶどう糖液糖、90％以上のものは高果糖液糖といいます。

◉オリゴ糖

オリゴとは「少数」という意味です。つまり、ぶどう糖や果糖が少数個結合したものが、オリゴ糖です。オリゴ糖の種類は多く、1000種類以上あるといわれています。**オリゴ糖は消化されにくいので、エネルギーになりにくい、すなわち低カロリーであるのが特徴です。**また腸まで届いて、善玉菌のビフィズス菌のえさになって、それを増やすことがわかっています。虫歯になりにくいという特徴もあります。

ただし、消化されにくいため、とりすぎると下痢をおこすことがあります。また砂糖に比べて甘味が弱いので、メーカーとしては使いにくいという面があります。

◉水あめ（水飴）

デンプンを分解して作った液状の糖で、麦芽糖（ぶどう糖が2個結合したもの）、ぶどう糖、デキストリン（ぶどう糖がいくつか結合したもの）などが混じっています。ほぼ透明で、つや出しや水分を保つ働きがあります。

◉還元水あめ（還元水飴）

水あめに水素を結合させた（これを水素添加といいます）糖アルコールです。吸収率が低いので血糖値が上がりにくく、低カロリーという特徴があります。ただし、消化・吸収されにくいので、とり過ぎると下痢をおこすことがあります。

◉還元麦芽糖水あめ

マルチトールともいいます。デンプンを分解して作った麦芽糖（マルトース）に水素を結合させた糖アルコールです。甘味は砂糖によく似ています。**吸収率が低いため、血糖値が上がりにくく、低カロリーという特徴があります。ただし、消化・吸収されにくいため、たくさんとると下痢をおこすことがあります。**

◉エリスリトール

ぶどう糖を原料として酵母で発酵させて作られる糖アルコールです。もともと果実類やキノコ、ワインなどにふくまれているもので、食品に分類されています。甘味は砂糖の70～80％程度で、消化されにくいため、ひじょうに低カロリーです。

ただし、一度に大量にとると、下痢をおこすことがあります。

◉デキストリン

ぶどう糖が数個結合したもので、デンプンを分解することによって作られます。いわばデンプンと麦芽糖の中間的なものです。なかでも、消化・吸収されにくいものを難消化性デキストリンといいます。難消化性デキストリンは食物繊維の一種です。

◉乳糖

乳糖（ラクトース）は、哺乳類の乳にふくまれる二糖類です。**人によっては乳糖を消化する酵素が少ない人がいて、乳糖を摂取すると下痢をおこすことがあります。これを乳糖不耐症といいます。**乳糖不耐症の人は、牛乳を飲むと下痢をおこします。

◉でんぷん糖

デンプンを分解すると、分解の度合いによってぶどう糖からデキストリンまで、いろいろな糖ができます。これらが入り混じった状態のものをでんぷん糖といいます。

乳類

◉生乳

牛から搾った、何も加工していない乳のことです。ちなみに牛乳とは、生乳だけを原料に使い、無脂肪固形分8・0％以上で、乳脂肪分3・0％以上のものです。

◉生クリーム

全乳から脂肪分を集めたものです。一般に脂肪分が約25％、水分が約65％です。アイスクリームやケーキなどに使われています。旧厚生省令では、「生クリームとは、生乳、牛乳または特別牛乳から乳脂肪分以外の成分を除去したものをいう」とされています。

◉全粉乳

牛乳をそのまま乾燥させて粉末状にしたもので、牛乳の脂肪やたんぱく質などがふくまれています。ただし脂肪が多いため、酸化して変質しやすいという欠点があります。チョコレート、ビスケット、キャンディなど多くのお菓子に使われています。

◉脱脂粉乳

牛乳からクリームを分離して、脂肪分を取り除いた脱脂乳を乾燥させて、粉末状にしたものです。風味や味わいは全粉乳に比べて劣ります。ただし、脂肪が少ないため、酸化による変質が起こりにくく、保存性に優れています。また値段が安いのも特徴です。

◉加糖練乳

練乳とは、牛乳を濃縮したもので、それに糖分を加えたものが加糖練乳です。糖分を多く加えることで、保存性を高めることができます。とくに脱脂乳を原料としたものを、脱脂加糖練乳といいます。

なお、「乳製品」という表示を見かけることがあると思いますが、生乳を原料として作られる生クリームや脱脂乳、脱脂粉乳などの総称です。

食用油脂

◉バター

バターは牛乳から分離した脂肪を集めたもので、常温では固体です。少量の乳成分をふくんでいるため独特の風味があります。日本農林規格では「加塩バターは乳脂肪分80・0％以上で、無塩バターは82・0％以上で、異種脂肪をふくまないもの」となっています。通常お菓子用には無塩バターが、食卓用には加塩バターが使われています。

◉マーガリンとファットスプレッド

マーガリンは、1869年にフランスでバターの代用品として開発されました。原料は植物油に水素を添加して作られた硬化油と通常の植物油です。それらを混ぜて、乳化剤や着色料などを添加し、さらに水、食塩、乳成分などを加えて、適度な硬さにします。

油脂含有率の違いによって、マーガリン（油脂80％以上）とファットスプレッド（油脂80％未満）に分類されています。ただし、硬化油を作る際の水素添加によって、今問題になっているトランス脂肪酸ができてしまうので、それがふくまれています。

トランス脂肪酸は、善玉（HDL）コレステロールを減らして、逆に悪玉（LDL）コレステロールを増やし、動脈硬化をひきおこしやすくして、心疾患のリスクを高めることがわかっています。

市販のマーガリンやファットスプレッドには、平均で約7％のトランス脂肪酸がふくまれています。

◉ショートニング

ショートニングは、19世紀末にアメリカでラードの代用品として開発されたものです。植物油に水素を添加して作った硬化油、つまり固体状の油のことです。その名は、クッキーなどに使った場合に、もろさをあたえる「ｓｈｏｒｔｅｎ」からきています。ちなみにショートケーキとは、ショートニングを使ったケーキという意味とされています。

ショートニングは、ラードと同じように常温で固体の油であり、ドーナツなどの原料に混ぜると、独特のサクサクとした歯ざわりを出すことができます。また、ショートニングを揚げ油に使うと、カリッと揚がるため、ファストフード店では、フライドチキンやフライドポテトを揚げるのに使われています。

しかし、植物油に水素を添加する際に、トランス脂肪酸ができてしまいます。ショートニングには、平均で約14％のトランス脂肪酸がふくまれています。

ショートニングは、クッキーやビスケットによく使われています。また、ケーキやパンなどにもよく使われています。通常「ショートニング」と表示されていますが、トランス脂肪酸の問題が浮上してショートニングが敬遠される傾向にあるため、「植物油脂」と表示されるケースもあります。

◉ナタネ油

ナタネから搾油してえられた油です。リノール酸を19〜28％、オレイン酸を51〜66％ふくんでいます。リノール酸は、必須脂肪酸の一つ。つまり、私たちの体を維持するのに不可欠であるにもかかわらず、体のなかでは作ることができないのです。したがって、食品からとらなければならないのです。ただし、日本人の場合、ふだんの食生活でリノール酸は十分すぎるくらいとっているので心配する必要はありません。

ナタネの主産地は、カナダ、中国、インド、オーストラリアなどです。**従来のナタネには、エルシン酸（エルカ酸）が多くふくまれていて、それが心臓障害をおこす可能性があるとの指摘がありました。**そのため、カナダで品種改良が行なわれ、エルシン酸をほとんどふくまないナタネが開発されました。これをキャノーラ種といいます。日本に輸入されるナタネは、ほとんどがキャノーラ種です。

◉大豆油

大豆から搾油してえられた油で、リノール酸を50〜57％、オレイン酸を20〜25％ふくんでいます。日本では、大豆油はナタネ油に次いで多く消費されている植物油で、大豆油とナタネ油で総消費量の65％程度になります。

◉コーン油

とうもろこしの胚芽を搾油してえられた油で、リノール酸を50～60％、オレイン酸を25～33％ふくんでいます。

◉パーム油

オイルパーム（アブラヤシ）の果肉部から搾取された油です。通常アブラヤシ農園の近くに作られた工場で、果肉を圧搾して製造されています。アブラヤシの主な生産地はマレーシアやインドネシアなどで、その生産量は大豆油に次いで多くなっています。

パーム油はリノール酸を8～11％、オレイン酸を38～44％ふくんでいるほか、飽和脂肪酸が多いために常温では半固体です。酸化しにくいため、保存性にも優れています。味は淡白で、風味があります。熱安定性が優れているので、業務用のフライ油、さらにマーガリンやショートニングの原料として使われています。

◉米油

米油は、玄米を精米するときにできる米ぬかから絞りとられた油です。その意味では、正しくは米ぬか油ということになります。**米油は、日本で商業的に生産されている植物**

油のなかでは、国産原料で作られている唯一のものです。

米油には、リノール酸が35～37％、オレイン酸が40～44％ふくまれています。においがあまりなく、抗酸化作用のあるビタミンEを多くふくむので、酸化しにくく、使いやすい油です。

お菓子の原材料には、以上のような植物油が使われています。たとえば、ポテトチップスには米油とパーム油が主に使われています。揚げたお菓子は、パーム油が使われることが多くなっています。

原材料に、「植物油脂」または「植物油」と表示されていることが多いですが、これらは以上の油（ただしバターは除く）、またはそれらをミックスした油です。

これらのお菓子の原材料は古くから食経験のあるものであり、安全性に問題はないと考えられます。ただし、ショートニングやマーガリン、ファットスプレッドは、トランス脂肪酸をふくむという問題があります。また、ナタネ油、大豆油、コーン油は遺伝子組み換えの原材料が使われています。しかし、組み込まれた遺伝子と、それが作り出す特殊なたんぱく質は、油を製造する過程で除去されています。

2. 危険な添加物と表示の見方

次に食品添加物を見ていきましょう。添加物は安全性の観点から、「危険性が高い」「安全性が高い」それらの「中間」に大別されます。「買ってはいけない」お菓子は、危険性が高い添加物をふくんだものです。それらをまとめると次のようになります。

◉発がん性やその疑いがあるもの

・小麦粉改良剤……臭素酸カリウム

・着色料……タール色素(赤色2号、赤色3号、赤色40号、赤色102号、赤色104号、赤色105号、赤色106号、黄色4号、黄色5号、青色1号、青色2号、緑色3号)、二酸化チタン、カラメルⅢ、カラメルⅣ、ウコン色素

タール色素は、遺伝子にからみつきやすい化学構造をしており、遺伝子を突然変異させて、細胞をがん化する可能性があります。とくに赤色2号は、アメリカで行なわれた

動物実験で、発がんの危険性が高いことがわかり、同国では使用が禁止されました。

・甘味料……アスパルテーム、ネオテーム

・発色剤……亜硝酸Na（ナトリウム）

ただし、亜硝酸Naそのものではなく、それが化学変化したニトロソアミン類に強い発がん性が認められています。

・保存料……ソルビン酸

・乳化剤……ポリソルベート60、ポリソルベート80

・増粘多糖類……トラガントガム

◉毒性が強く、障害をもたらす可能性のあるもの

・漂白剤……亜硫酸Na、次亜硫酸Na、ピロ亜硫酸Na、ピロ亜硫酸K（カリウム）、二酸化硫黄

◉体内で異物となって、障害をもたらす可能性のあるもの

・甘味料……スクラロース、アセスルファムK

以上はお菓子類に使われているものですが、それ以外の食品に使われている添加物でとくに危険性の高いものがあります。それらは以下のとおりです。

・防カビ剤（輸入のレモン、オレンジ、グレープフルーツなどのカビの発生を防ぐ）……OPP（オルトフェニルフェノール）、OPP－Na（オルトフェニルフェノールナトリウム）、TBZ（チアベンダゾール）、イマザリル、ジフェニル

このうち、OPPとOPP－Naは、動物実験で発がん性が、TBZは催奇形性が認められています。

・甘味料……サッカリン、サッカリンNa（ナトリウム）

いずれも、動物実験で発がん性の疑いが持たれています。

・漂白剤……過酸化水素

過酸化水素は、動物実験で発がん性が認められています。日本では、カズノコの漂白に使われています。ただし、カズノコに「残留してはならない」という使用条件があります。

・保存料……安息香酸Na、パラベン（パラオキシ安息香酸エステル類）

安息香酸Naは、急性毒性が強く、またビタミンCと化学反応をおこして、人間に白血

病をおこすベンゼンに変化することがあります。パラベンは、安息香酸Naの類似物質で、安全性が疑問視されています。

・酸化防止剤……BHA（ブチルヒドロキシアニソール）、BHT（ジブチルヒドロキシトルエン）、EDTA－Ca－Na（エチレンジアミン四酢酸ナトリウム）

BHAは、動物実験で発がん性が認められています。BHTは発がん性の疑いがもたれています。

以上ですが、ほかにも安全性の疑わしい添加物がたくさんあります。詳しく知りたい方は、拙著『食べてはいけない添加物　食べてもいい添加物』（だいわ文庫）をご参照ください。

添加物の表示の見方

「添加物の表示はわかりにくい」という声をよく耳にします。原材料欄に食品原料と添加物を分けて書けばわかりやすいのですが、そうすると添加物をたくさん使っていることが一目でわかってしまうため、食品業者が嫌がって食品原料と添加物が一緒に書かれ

名　称	パン		
原材料名	小麦粉・糖類・マーガリン・パン酵母・加工油脂・豆乳・乳等を主要原料とする食品・卵・バター・米粉・醸造酢・食塩・加工デンプン・増粘剤（アルギン酸エステル）・香料・ビタミンC・甘味料（スクラロース）・（原材料の一部に卵・小麦・乳成分・大豆を含む）		
内容量	5個	消費期限	表面に記載
保存方法	直射日光、高温多湿をさけて保存してください。		
製造者	敷島製パン株式会社 〒461-8721　名古屋市東区白壁五丁目3 製造所固有記号は消費期限の下に記載		

図　パンは添加物の多い製品が少なくない。
〝加工デンプン〟以下はすべて添加物！

ています。そのため、わかりにくいです。ちなみに、合成添加物は年々増えていて、２０１１年10月現在で、４２１品目もあります。天然添加物は、３６５品目です。

しかし、食品原料と添加物を見分ける方法があります。製品には、必ず「原材料名」が表示されています。これは、ＪＡＳ法によって表示が義務付けられています。

とくに添加物については、食品衛生法によって表示が義務付けられています。原材料は、まず食品原料を書き、次に添加物を書くことになっています。

上の図を見てください。【白い食卓ロール】の原材料名です。この場合は、小麦粉から食塩までが食品原料です。つまり、最初のほうに書かれているのが食品原料で、使用量の多い順に書くことになっています。「小麦粉」が1番多く使われているので、それが最初に書かれています。

次に「糖類」「マーガリン」とありますが、2番目と3番目に多く使われているということです。そんな感じで食品原料が続いて、「食塩」で食品原料は終わりです。

そして、次の「加工デンプン」からが添加物となります。添加物のなかでは、加工デンプンが一番多く使われているので、最初に書かれています。そして、多い順に「増粘剤（アルギン酸エステル）」「香料」「ビタミンC」「甘味料（スクラロース）」と書かれ、添加物はこれで終了です。「(原材料の一部に卵、小麦、乳成分、大豆を含む)」というのは、アレルギー表示です。

食品原料と添加物の表示の仕方は、どの製品でも基本的にはこれと同じです。つまり、まず食品原料が多い順に書かれ、それが終了したら、次に添加物が多い順に書かれるということです。

したがって、どこからが添加物かを見極めることがポイントです。それさえわかれば、添加物はどれなのかすべてわかることになります。

パンやお菓子の場合、加工デンプンやソルビトールなどが最も使われることが多く、それらが書かれていたら、そこからが添加物という見方ができます。あるいは小麦粉や砂糖など見慣れた言葉が終了して、「〇〇料」や「〇〇剤」という言葉があったら、そこからが添加物という見方もできます。

原材料の表示を注意して見るようになると、どこからが添加物かというのは、しだいにわかるようになると思います。

物質名と用途名が併記されるもの

では、添加物の表示で重要なことをお話ししておきましょう。添加物はすべて原則として物質名を表示することになっています。物質名とは、添加物の具体的な名称です。前の図のなかの「アルギン酸エステル」「ビタミンC」「スクラロース」が物質名です。こうした表示によって、具体的にどんな添加物が使われているのかわかるわけです。

一方「増粘剤」や「香料」「甘味料」というのは、用途名です。つまり、どんな用途に使われているのかを示すものです。増粘剤は、食品に粘性をもたせる目的で添加されるものです。したがって、「増粘剤（アルギン酸エステル）」という表示は、増粘剤として、アルギン酸エステルを使っているという意味です。また、「甘味料（スクラロース）」は、甘味料としてスクラロースを使っているという意味です。

このように用途名と物質名を両方書くことを、用途名併記といいます。用途名併記が義務付けられている添加物は、次の用途に使われるものです。

・甘味料……甘味をつける

- **着色料……着色する**
- **保存料……保存性を高める**
- **漂白剤……漂白する**
- **発色剤……黒ずみを防いで、色を鮮やかに保つ**
- **糊料（増粘剤、ゲル化剤、安定剤）……トロミや粘性をもたせたり、ゼリー状に固める**
- **酸化防止剤……酸化を防止する**
- **防カビ剤……カビの発生や腐敗を防ぐ**

なお、着色料の場合、添加物名に「色」の文字がある場合、用途名を併記しなくてよいことになっています。たとえば、「カラメル色素」は、「色素」の文字があるので、用途名は併記されていません。着色料と書かなくても、使用目的がわかるからです。

それから、これが重要なことですが、**用途名併記の添加物は、毒性の強いものが多い**のです。そのため厚生労働省では、消費者がどんな添加物なのか自分で判断できるように用途名の併記を義務付けているのです。

ただし、酸化防止剤のビタミンEやビタミンC、着色料のβ-カロチンなどのように毒性がほとんどないものもあります。

一括名表示という抜け道

添加物は原則として物質名が表示されることになっています。しかも、甘味料や着色料、保存料などは用途名も併記されることになっています。

ということは、表示をみればどんな添加物が使われているのかすべて具体的にわかるはずです。ところが残念ながら、実際は違うのです。実は「一括名表示」という大きな抜け穴があって、大半の添加物は物質名が表示されていないのです。

一括名とは、用途名とほぼ同じです。もう一度、前の図を見てください。「香料」とありますが、これが一括名です。香料とは、香りをつける目的で添加されるものですから、実質的には用途名です。しかし、その後に物質名が書かれていません。

実際には、数多くの香料成分が使われているのですが、その具体的名称は表示されず、「香料」とあるだけです。これが、一括名表示です。この場合、消費者にはどんな添加物が使われているのかわかりません。

使用添加物を一つひとつ全部表示させると、表示しきれないケースも出てくるので、このような一括名表示が認められているのです。また、具体的な名前を知られたくない

という事情もあります。実は一括名表示が認められている添加物は、とても多いのです。それは、次のようなものです。

・香料……香りをつける
・乳化剤……油と水を混じりやすくする
・調味料……味をつける
・酸味料……酸味をつける
・膨張剤……食品を膨らます
・pH調整剤……酸性度やアルカリ度を調節し、保存性を高める
・イーストフード……パンをふっくらさせる
・ガムベース……ガムの基材となる
・チューインガム軟化剤……ガムを軟らかくする
・豆腐用凝固剤……豆乳を固める
・かんすい……ラーメンの風味や色あいを出す
・苦味料……苦味をつける
・光沢剤……つやを出す

・**酵素……タンパク質からできた酵素で、さまざまな働きがある**

以上ですが、それぞれの一括名に当てはまる添加物は、だいたい数十品目あり、香料は130品目程度あります（ただし、天然香料は除く）。したがって、添加物の多くは、いずれかの一括名に当てはまることになり、結局のところ、大半は物質名が表示されないことになってしまうのです。

なお、一括名表示が認められている添加物の場合、多くはそれほど毒性の強いものではありません。そのため、厚生労働省も、物質名ではなく一括名を認めているという面がなくはありません。

ただし、**最近使用が認められた乳化剤のポリソルベートのなかには、発がん性が疑われるものがあり、また、香料のなかにも毒性の強いものがあります。**

表示免除の添加物

このほか、表示免除が認められている添加物があります。つまり、添加物を使っていても、表示しなくてよいのです。それは、次の3種類です。

まず、栄養強化剤（強化剤）。これは、食品の栄養を高めるためのもので、ビタミン類、アミノ酸類、ミネラル類があります。栄養強化剤は、表示が免除されていますが、メーカーの判断で表示してもかまいません。たとえば、【バランスアップ クリーム玄米ブラン】の場合、ナイアシンやV・E、V・B_1など各種のビタミンが添加されていて、それらが表示されています。

次に、加工助剤。これは、食品を製造する際に使われる添加物で、最終の食品には残らないもの、あるいは残っても微量で食品の成分には影響をあたえないものです。たとえば、塩酸や硫酸、水酸化Naなどがこれにあたります。

もう一つは、キャリーオーバーで、原材料に含まれる添加物のことです。たとえば、せんべいの原材料は、米としょう油ですが、しょう油のなかに保存料がふくまれていることがあります。この際、保存料がキャリーオーバーとなります。

このほか、店頭でバラ売りされているパン、ケーキ、和菓子なども、添加物の表示をしなくてよいことになっています。つまり、容器に入っていない食品は、添加物を表示しなくてよいのです。

3．残留農薬の心配は？

お菓子で添加物の次に心配なのは、農薬が残留していないかという点でしょう。原材料の小麦やとうもろこし、大豆、じゃがいもなどを栽培する際に使用された農薬が残留する可能性は否定できないからです。

ただし、残留農薬が見つかるのは、生鮮野菜や果物、あるいは輸入や国産の穀物であることが多く、加工品であるお菓子から検出されることは少ないようです。というのも、仮にお菓子の原材料に農薬が残留していたとしても、洗浄や加工の工程を経ることによって農薬は分解・除去されるので、最終食品にまで残留するケースは少ないからです。

そんななかで、**最も心配されるのはナッツ類を使ったおつまみ**です。これらは原材料をそのまま使うことが多く、加工度が低いからです。

東京都では、毎年輸入農産物にふくまれる残留農薬の実態調査を行なっており、2009年度の調査では、都内に流通していた輸入野菜や果実、穀類など72種340作物について調査を行ないました。そのうち、ナッツ類は、カシューナッツ、ピーナッツ、松の実、ピスタチオ、ゴマで、それぞれ1サンプルを調べました。調べた農薬の数は、有機塩素系や有機リン系など全部で278種類におよびました。その結果、いずれのナッツ類のサンプルからも農薬は検出されませんでした。

また、2008年度の調査では、同様に66種310作物について、283種類の農薬が調べられました。そのうちナッツ類は、アーモンド、カシューナッツ、ピスタチオ、クルミそれぞれ2サンプルが調べられました。

その結果、アメリカから輸入されたピスタチオの1サンプルから、ボスカリドという農薬が検出されました。

ただし、ごく微量で残留の痕跡が見られる程度でした。ナッツ類に対する残留基準は0・1ppmであり、それは大幅に下回っていました。

ボスカリドは殺菌剤の一種です。病原菌のミトコンドリアのエネルギー代謝を妨げるため、菌はエネルギーを作れなくなって死滅します。果樹や野菜などの灰色カビ病などの防除に使われています。

ちなみに、本書ではピスタチオの製品は無添加のものでも、「買ってもいい」にはとり上げませんでした。

「でも、小麦粉に農薬が残留していることはないの？」と心配している人もいるかもしれませんね。日本では小麦の大半は輸入されています。それらはアメリカやオーストラリアなどから、船で運ばれてきます。

その際、輸送中に小麦にカビが生えたり、腐ったりしないようにポストハーベスト（収穫後の農薬使用）が行なわれます。そのため、農薬が残留しやすいのです。もちろん栽培中に使われた農薬が残留する可能性もあります。

この章の初めにも書きましたが、輸入小麦は、農林水産省が商社などを通じて外国からすべて買い上げ、それを国内の小麦粉メーカーなどに販売し、そこから食品会社に供給される、というシステムになっています。

小麦の残留農薬については、輸入する際に商社に検査を義務付けており、残留基準値を下回ったものだけを輸入することになっています。

２０１０年前期に検査された輸入小麦のサンプル数は、アメリカ産が１２５、オーストラリアが36、カナダが29、フランスが３でした。それらについて、約２４０種類の農薬が調べられました。

では、国別に農薬の検出結果を見ていきましょう。なお、検査は殻のついた小麦をすり潰して行われています。

◉アメリカ

125サンプルのうち、なんと123サンプルから臭素が検出されました。臭素は、倉庫内で薫蒸に使われる臭化メチルが分解してできたものです。残留基準値は、50mg／kgです。検出された臭素は、1～12mg／kgと基準値を下回っていました。

次いで検出率が高かったのがグリホサートという除草剤で、120サンプルから検出されました。基準値は5・0mg／kgで、検出された範囲は0・01～1・95mg／kg。次に多かったのが、マラチオンという殺虫剤で、119サンプルから検出。基準値は8・0mg／kgで、検出範囲は0・01～0・47mg／kgでした。

このほか、メトプレン（69サンプルから検出）、クロルピリホスメチル（65サンプルから検出）、デオキシニバレノール（61サンプルから検出）などが、検出率の高かった農薬です。ただし、いずれも基準値をかなり下回っていました。

◉オーストラリア

36サンプルすべてから臭素が検出されました。検出範囲は2～22mg／kg。クロルピリホスメチルが7サンプルからで、0・01～0・13mg／kg、グリホサートが6サンプルからで、0・01～0・03mg／kgなどとなっています。

◉カナダ

28サンプルからグリホサート、25サンプルから臭素、21サンプルから、マラチオンが検出されました。範囲はそれぞれ、0・09～2・23mg／kg、1・0～6・0mg／kg、0・01～0・07mg／kgでした。

◉フランス

臭素、ピペルニルブトキシド、クロルメコートがいずれも3サンプルから、グリホサート、ピリミホスメチル、デオキシニバレノールがいずれも2サンプルから検出などとなっています。ただし、すべて基準値を大幅に下回っていました。

以上の結果を見て、ショックを受けた人も少なくないと思います。ほとんどのサンプルから何らかの農薬が検出されているからです。

しかし、いずれも基準値をかなり下回っています。また、農薬は大部分が小麦の殻に付着していたと考えられます。したがって、殻がむかれて粉状にされる過程で、さらに小麦粉に水や糖類などが加えられてお菓子に加工される過程で、残留農薬は除去されると考えられます。そのため、**製品に農薬が残留することはほとんどないか、あったとしてもごく微量**ということになるでしょう。

なお、臭素は沸点が58・8度と低いため、加工の際の過熱によってほとんど除去されるでしょう。

「それでも心配だ」という人は、有機食品を買い求めるしかないと思います。ちなみに本書でもとり上げた【甘栗むいちゃいました】は有機食品です。ただし、有機のお菓子は、少ないのが現状です。

有機の野菜や果物の基準は、「堆肥などによる土づくりを行ない、種まきや植えつけをする以前の2年間以上、そして栽培期間中に原則として化学肥料と農薬を使用しない。ただし、多年生作物の場合は、同じく収穫前の3年間以上とする」というものです。これを満たさなければ、有機とうたうことはできません。

また、有機の加工食品の基準は、「原材料は、水と食塩を除いて95%以上が有機農産物、有機畜産物、有機加工食品であって、化学的に合成された食品添加物や薬剤の使用は極力避ける。また、遺伝子組み換え技術を使用しない」というものです。

4. お菓子の放射能汚染の心配は？

「お菓子が放射能で汚染されているのでは？」と不安を感じている人もいると思います。

2011年3月11日の宮城県沖の大地震と津波の影響で、福島第一原子力発電所の稼働中だった1～3号機の原子炉がメルトダウン（炉心溶融）をおこし、さらに爆発が発生して、大量の放射性物質が環境中に放出されました。

また、定期検査中の4号機も爆発と火災をおこしました。そして、空気や水、土壌などが放射性物質で汚染されたのです。そのため、福島県や茨城県の乳牛の乳から、放射性物質が検出されました。では、本書でとり上げたようなお菓子に、放射性物質が混じっている可能性はあるのでしょうか。

前に書いたようにお菓子の主な原料である小麦、とうもろこし、大豆などは大半が輸入されたものです。したがって、これらが放射能で汚染されている可能性は極めて低いといえるでしょう。また、大豆油やナタネ油、コーン油、パーム油などの原料もほとんど輸入されたものです。さらに、砂糖の原料となるさとうきびも輸入されたものです。したがって、同様に汚染されている可能性は低いでしょう。

生乳や乳製品の場合、放射性物質をふくむ可能性はありますが、国の暫定規制値（放射性ヨウ素は300ベクレル／kg、放射性セシウムは200ベクレル／kg）を超えた原乳は、早い段階で出荷停止の措置がとられています。

では、せんべいなどの原料となるお米はどうでしょうか？

2011年8月と9月に福島県、茨城県、栃木県、千葉県などの稲から米が収穫され、放射性セシウムの検査が行なわれました。その結果、暫定規制値（500ベクレル／kg）を超えたものはなく、多くは検出限界の20〜40ベクレル／kg未満という結果でした。

また、その4県のほかに、宮城県、岩手県、群馬県、新潟県など合わせて17都県の米が調べられていますが、暫定規制値を超えたものはなく、ほとんどは「検出せず」という結果になっています。なお、9月に福島県二本松市の【ひとめぼれ】から1kgあたり500ベクレルが検出されましたが、その後サンプルを増やして検査が行なわれ、暫定規制値を下回っていたため、出荷が認められました。

自己コントロールが必要な時代

「脂肪は体に悪い」「砂糖も塩も悪い」という話をしばしば聞きます。なので、脂肪も砂糖や塩も、できるだけとらないようにしている――こんな人が少なくないようです。しかし、脂肪や砂糖、塩は本当に体に悪いのでしょうか？

本来脂肪は体にとって必要なものです。エネルギー源となりますし、細胞の膜ができるのにも不可欠です。砂糖も重要なエネルギー源ですし、塩も細胞の浸透圧を調節するのに不可欠です。つまり、どれも必要なものなのです。にもかかわらず、どうして悪者にされているのでしょうか？

それは、とりすぎがよくないからです。脂肪をとりすぎれば肥満になりますし、砂糖をとりすぎれば、肥満や糖尿病になります。また、塩をとりすぎれば、高血圧になります。

人間の体は、自己の生命を維持するために重要な脂肪や糖分、塩分を蓄えるような仕組みができています。ところが、現代の日本は、食品が過剰なため、脂肪も糖分も塩分もとりすぎる傾向にあるのです。

コンビニやスーパーなどには、食品があふれかえっています。そしてテレビなどでは、それらを買わせようと宣伝がさかんに流されています。そのため、どうしても食品を買いすぎて、食べすぎてしまうのです。

column 4

その結果、脂肪や糖分、塩分などをとりすぎて、肥満や高血糖、高脂肪、高血圧などという状態になってしまうのです。したがって、健康を維持するためには、それらをとりすぎないように自己コントロールをしなければならないのです。

人間の歴史は、これまで飢えとの戦いでした。飢えをいかになくすかが、人類にとって最大のテーマでした。そして、産業革命以降、食品の工業化による大量生産が行われ、少なくとも日本では飢えることはほとんどなくなりました。しかし皮肉なことに、今度は食品の過剰状態によって、生活習慣病が発生するようになったのです。

だからといって、誰も再び飢えを経験したいとは思っていないはずです。したがって、消費者自らが自己コントロールをしていく必要があるのです。

つまり、まず脂肪や糖分、塩分などをとりすぎないようにすること。そして、結果的に食品の過剰な状態を作り出している、添加物の無節操な使用に歯止めをかけることです。そうすれば、今の単に利益を追い求めるだけの大量生産は難しくなり、過剰な状態が多少は和らぐでしょう。それにともなって、食品の質も向上していくことが期待できるのです。

おわりに

芸能人ががんで亡くなったというニュースが毎日のように流れています。とりわけ元キャンディーズのスーちゃん（田中好子さん）が55歳の若さで乳がんで亡くなったというニュースは衝撃的でした。しかも、すでに30代でがんを発症していたといいます。

これは、芸能界に限ったことではありません。すでに日本人の3人に1人はがんで亡くなり、がんを発症する人は2人に1人といわれています。私の知人でも、40代で肺がんや脳腫瘍で亡くなったり、50代で大腸がんや肝臓がん、子宮がんなどで苦しんでいる人が何人もいます。どうして、こんなにがんが多いのでしょうか。

がんは非常に不思議な病気です。自分の細胞が正常に機能しなくなり、ほかの正常細胞をも侵食して、それらの働きを失わせてしまいます。その結果、臓器不全におちいり、個体である人間は死亡し、正常細胞、さらにがん細胞さえも死滅するのです。

正常細胞をがん化させるのは、放射線、ウイルス、化学物質とされています。なかでも化学物質の影響が大きいと考えられます。なぜなら、添加物のほかにも、農薬、合成洗剤、化粧品、抗菌剤、殺虫剤、さらに排ガスや工場排煙など、おびただしい数の化学物質が日々私たちの体に入り込んできているからです。

それらが細胞の遺伝子に障害をもたらし、その蓄積によって細胞ががん化している可能性が高いのです。これを「がん加算説」といいます。さらに、これらの化学物質は、化学物質過敏症やアレルギーをもひきおこし、先天性障害や不妊などとも関係していると考えられます。

今、私たちの体は悲鳴をあげているのかもしれません。その現れが、アレルギーやがんなどのさまざまな病気とも考えられるのです。したがって、これらの化学物質を減らしていく必要があります。なかでも、添加物は直接体に入ってくるものであり、その量もほかの化学物質に比べて圧倒的に多いのです。そのため、まず危険性の高い添加物を知って、それを減らしていく必要があります。

添加物の害に関心をもてば、その他の化学物質にも関心を持つようになると思います。そして、それらにも注意を払って減らしていけば、おそらく体が抱える様々な問題が解消されるのではないかと思います。本書がそのきっかけになることを願っています。

２０１１年11月

渡辺雄二

本作品は当文庫のための書き下ろしです。

渡辺雄二（わたなべ・ゆうじ）

一九五四年生まれ、栃木県出身。千葉大学工学部合成化学科卒業。消費生活問題紙の記者をへて、一九八二年にフリーの科学ジャーナリストとなる。食品・環境・医療・バイオテクノロジーなどの諸問題を提起し続け、雑誌や新聞に精力的に執筆。とりわけ食品添加物、合成洗剤、遺伝子組み換え食品に造詣が深く、全国各地で講演も行っている。

著書には『コンビニの買ってはいけない食品 買ってもいい食品』『食べてはいけない添加物 食べてもいい添加物』『飲んではいけない飲みもの 飲んでもいい飲みもの』『食べてはいけないお弁当 食べてもいいお弁当』（以上、だいわ文庫）、『食べて悪い油 食べてもよい油』（静山社文庫）、ミリオンセラーとなった『買ってはいけない』（共著、金曜日）などがある。

買《か》ってはいけないお菓子《かし》 買《か》ってもいいお菓子《かし》

著者 渡辺雄二《わたなべゆうじ》

二〇一一年一二月一五日第一刷発行
二〇一三年九月一五日第一四刷発行

発行者 佐藤 靖
発行所 大和《だいわ》書房
東京都文京区関口一－三三－四 〒一一二－〇〇一四
電話 〇三－三二〇三－四五一一

装幀者 鈴木成一デザイン室
本文デザイン 福田和雄（FUKUDA DESIGN）
本文写真 片桐 圭 本文図版 朝日メディアインターナショナル
本文印刷 信毎書籍印刷 カバー印刷 山一印刷
製本 小泉製本

ISBN978-4-479-30364-0

http://www.daiwashobo.co.jp